# まるごと一冊　心臓の本

国立国際医療センター部長　循環器科

## 赤塚　宣治 著

日本プランニングセンター・発行

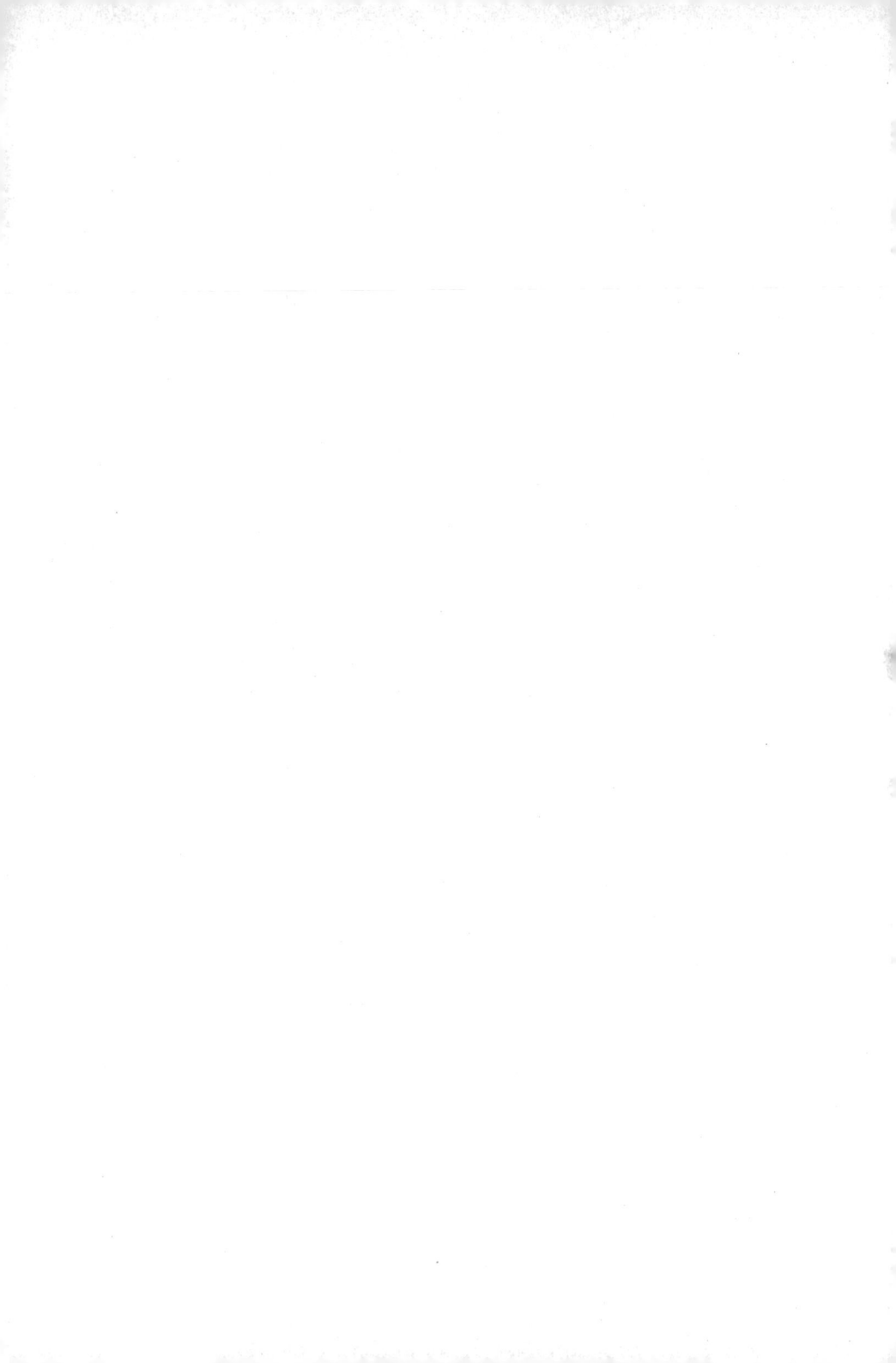

# はじめに

　近年、医療施設で検査や治療を受ける際には十分に病気の説明を受け、それに対する検査方法や治療方法についても詳しく説明を受けた上で、患者さん自身がそれらを選択するという方向になってきています。この際には医師の説明はもちろん十分にわかり易いものでなければなりません。しかし、説明するといっても一度病院か診療所で診察を受けてみれば分かるように、一定時間に多数の患者さんを診察しなければならない実態においては、医学全てを基礎から説明するようなことは日常の診療において、ほとんど不可能に近く、したがって、医師から説明を受けると共に、患者さん自身も自分の病気について自ら情報を集め、自分で決断できるほどの勉強をする必要があります。

　現在はインターネットの普及が急速に進んでいるので、病気についてのある程度の情報は何処に住んでいても容易に入手することができます。医学英語が分かる人たちは、かなり先端的な情報の入手も可能です。ただ、インターネット上の情報は必ずしも正確なものとは限らないため、そこから情報を得る時にも、それが正しい情報であるかどうかの判断もある程度必要です。また、インターネットが発達してきたといっても、パソコンを常に持ち歩いて情報源にアクセスすることはなかなか困難で、いまだに医学校で教科書が使われているのも十分に理由のあることです。まず本に書かれていることをしっかりと理解し、その上でインターネットでさらに情報を得ることが無駄の少ない方法だと思います。

　今回、この本では、現時点で成人が罹りやすい循環器疾患について、①その病態がなるべく基本から分かるように正常の構造と働きを述べ、②それぞれの病気の時の病態を分かり易く述べ、、

③その状態をどのような方法で把握し、④その病態に対しての治療がどのような考え方で選択されるかを分かり易く述べることを目的としました。

　従って、この本を読まれる時には、知りたい病気についてまず読んでいただき、分からない点は、それぞれ構造、働き、検査法、薬などの項目で内容を確かめつつ理解を深めて頂きたいと思っています。

　なお、現在我が国では、心血管疾患は脳梗塞・虚血性心疾患などを合わせると死因としては最も多いもので、しかも、これらは生活習慣に基づくものが圧倒的に多く、生活習慣を若い頃から修正すれば人生がより快適なものになる可能性があります。そのため、疾患の予防をすることも極めて大切であると考えて、その項目も加えました。

　また、実際に病気になってしまった人たちからは、生活をしていく上で気になる点についていろいろ質問されますが、それらの質問のいくつかについてQ＆Aのかたちで書き加えました。これは、患者さん自身が知りたい所ですが、介護をされるご家族等も気にされる内容だと思います。

　記述した内容については、時とともに多少の疾患概念の変化や治療方針の変化などが生じてきますが、ゆったりとした変化であり、基本的なことを理解していれば、その僅かな変化を理解することは容易です。著者としては、必要があってこの本を入手された方々には、学生時代に使った英和辞書のように、ぼろぼろになるまで徹底的にページを繰って関連する項目を読んでいただき、実際の闘病に役立てて頂きたいと願っています。

著　者

# 目　次

## 第1章　心臓のしくみ……………………………………13
　心臓は血液を送るためのポンプ……………………13
　ポンプのパワー源は心臓の筋肉……………………13
　心肥大と心拡大………………………………………14
　正常に活動している心臓の働き……………………15
　心臓を動かすための指令……………………………16
　心臓にも血管（冠血管）が必要……………………16
　心内膜…………………………………………………19
　心膜―心臓は大切にラップされている……………21
　からだの中を血液はどう流れるか…………………22
　血管系の構造とはたらき……………………………23

## 第2章　血圧：血液を押し流すパワー………………25
　血圧は何のためにあるのか…………………………25
　血圧はどのくらいが正常か…………………………26
　血圧はいつ測ればいいのか…………………………27
　どんな血圧計を買ったらいいか……………………27
　血圧の計り方…………………………………………28
　血圧の数値で一喜一憂しない………………………28
　高血圧を放置するとどうなるか……………………29

## 第3章　検　査……………………………………………30
　心臓の状態をみる検査法……………………………30
　胸部エックス線写真…………………………………30
　心電図…………………………………………………32
　心エコー図・カラードプラー法……………………36
　心音図・心機図………………………………………37

心カテーテル法・心血管造影法・冠動脈造影法 ……… 38
　　　胸部エックス線CT …………………………………… 42
　　　磁気共鳴法：MRI …………………………………… 43
　　　シンチグラム・PET …………………………………… 43
　　　採血をして行う検査 …………………………………… 44

## 第4章　心臓の具合の悪い時の症状 ……………… 45
　　　動　悸 ………………………………………………… 45
　　　息切れ ………………………………………………… 46
　　　胸の痛み ……………………………………………… 46
　　　むくみ（浮腫） ……………………………………… 48
　　　チアノーゼ …………………………………………… 49
　　　腹部膨満感など腹部症状 …………………………… 50
　　　めまい ………………………………………………… 50

## 第5章　不整脈とその他の心電図異常 …………… 52
　　　上室性期外収縮 ……………………………………… 53
　　　心房細動 ……………………………………………… 54
　　　心房粗動 ……………………………………………… 56
　　　発作性上室頻拍 ……………………………………… 57
　　　房室ブロック ………………………………………… 58
　　　脚ブロック …………………………………………… 60
　　　心室性期外収縮 ……………………………………… 61
　　　心室頻拍 ……………………………………………… 63
　　　心室細動 ……………………………………………… 64
　　　早期興奮症候群 ……………………………………… 65
　　　洞機能異常症候群 …………………………………… 66

# 目 次

## 第6章　人工ペースメーカー　68
　植込み式除細動器（ICD）　71

## 第7章　高血圧　72
　高血圧の定義　73
　高血圧の原因　75
　高血圧の診断　75
　高血圧の治療　75

## 第8章　低血圧症　81

## 第9章　虚血性心疾患　83
　狭心症　83
　　狭心症症状　84
　　診　断　87
　　治　療　89
　急性冠症候群　93
　心筋梗塞　95
　　症　状　96
　　診　断　97
　　治　療　100
　　慢性期の治療　101

## 第10章　弁膜症　102
　僧帽弁狭窄症　102
　僧帽弁閉鎖不全症　105
　大動脈弁狭窄症　107
　大動脈弁閉鎖不全症　108
　三尖弁閉鎖不全症　109

肺動脈弁狭窄症・閉鎖不全症⋯⋯⋯⋯⋯⋯⋯⋯⋯⋯ 110

## 第11章　先天性心疾患⋯⋯⋯⋯⋯⋯⋯⋯⋯⋯ 111
　　心室中隔欠損症⋯⋯⋯⋯⋯⋯⋯⋯⋯⋯⋯⋯⋯⋯⋯ 111
　　心房中隔欠損症⋯⋯⋯⋯⋯⋯⋯⋯⋯⋯⋯⋯⋯⋯⋯ 112
　　動脈管（ボタロー管）開存症⋯⋯⋯⋯⋯⋯⋯⋯⋯⋯ 113
　　ファロー四徴症⋯⋯⋯⋯⋯⋯⋯⋯⋯⋯⋯⋯⋯⋯⋯ 114

## 第12章　心筋症⋯⋯⋯⋯⋯⋯⋯⋯⋯⋯⋯⋯⋯ 115
　　肥大型心筋症⋯⋯⋯⋯⋯⋯⋯⋯⋯⋯⋯⋯⋯⋯⋯⋯ 115
　　拡張型心筋症⋯⋯⋯⋯⋯⋯⋯⋯⋯⋯⋯⋯⋯⋯⋯⋯ 118

## 第13章　心筋炎・心膜炎⋯⋯⋯⋯⋯⋯⋯⋯⋯ 122
　　心筋炎⋯⋯⋯⋯⋯⋯⋯⋯⋯⋯⋯⋯⋯⋯⋯⋯⋯⋯⋯ 122
　　　症　状⋯⋯⋯⋯⋯⋯⋯⋯⋯⋯⋯⋯⋯⋯⋯⋯⋯ 122
　　　治　療⋯⋯⋯⋯⋯⋯⋯⋯⋯⋯⋯⋯⋯⋯⋯⋯⋯ 123
　　　急性心筋炎・劇症型心筋炎⋯⋯⋯⋯⋯⋯⋯⋯⋯ 123
　　　慢性心筋炎⋯⋯⋯⋯⋯⋯⋯⋯⋯⋯⋯⋯⋯⋯⋯ 124
　　心膜炎（心外膜炎）⋯⋯⋯⋯⋯⋯⋯⋯⋯⋯⋯⋯⋯ 124
　　　症　状⋯⋯⋯⋯⋯⋯⋯⋯⋯⋯⋯⋯⋯⋯⋯⋯⋯ 125
　　　診　断⋯⋯⋯⋯⋯⋯⋯⋯⋯⋯⋯⋯⋯⋯⋯⋯⋯ 125
　　　治　療⋯⋯⋯⋯⋯⋯⋯⋯⋯⋯⋯⋯⋯⋯⋯⋯⋯ 127

## 第14章　心内膜炎⋯⋯⋯⋯⋯⋯⋯⋯⋯⋯⋯⋯ 128
　　感染性心内膜炎⋯⋯⋯⋯⋯⋯⋯⋯⋯⋯⋯⋯⋯⋯⋯ 128
　　　症　状⋯⋯⋯⋯⋯⋯⋯⋯⋯⋯⋯⋯⋯⋯⋯⋯⋯ 128
　　　原　因⋯⋯⋯⋯⋯⋯⋯⋯⋯⋯⋯⋯⋯⋯⋯⋯⋯ 130
　　　治　療⋯⋯⋯⋯⋯⋯⋯⋯⋯⋯⋯⋯⋯⋯⋯⋯⋯ 130
　　リウマチ性心内膜炎⋯⋯⋯⋯⋯⋯⋯⋯⋯⋯⋯⋯⋯ 131

その他の非感染性心内膜炎 …………………………… 132

## 第15章　心臓腫瘍 …………………………………………… 133

## 第16章　大動脈瘤（解離性大動脈瘤も含む）…… 135
　　　診　断 ……………………………………………………… 137
　　　治　療 ……………………………………………………… 138
　　紡錘状動脈瘤 …………………………………………………… 139
　　嚢状動脈瘤 ……………………………………………………… 140
　　解離性大動脈瘤 ………………………………………………… 140

## 第17章　肺血栓塞栓症 ……………………………………… 142

## 第18章　心臓性突然死とは ………………………………… 145

## 第19章　心肺蘇生法 ………………………………………… 154
　　人が倒れていたら ……………………………………………… 154
　　　気道の確保 ………………………………………………… 155
　　　人工呼吸 …………………………………………………… 155
　　　閉胸式心臓マッサージ …………………………………… 156

## 第20章　心臓神経症 ………………………………………… 157
　　　治　療 ……………………………………………………… 158

## 第21章　心不全 ……………………………………………… 159
　　心予備力 ………………………………………………………… 159
　　心不全の定義 …………………………………………………… 159
　　心不全の分類 …………………………………………………… 160
　　うっ血性心不全 ………………………………………………… 161

心不全の原因 …………………………………………… 161
　　心不全の診断 …………………………………………… 164
　　　検　査 …………………………………………………… 165
　　　　胸部エックス線写真 ……………………………… 165
　　　　心電図 ……………………………………………… 165
　　　　心エコー図・カラードプラー法 ………………… 166
　　　　血液ガス測定 ……………………………………… 166
　　　　尿量の測定 ………………………………………… 167
　　　　血液生化学など血液の検体検査 ………………… 168
　　　　中心静脈圧など血行動態モニター ……………… 168
　　心不全の治療 …………………………………………… 168
　　一般療法 ………………………………………………… 170
　　　安　静 …………………………………………………… 170
　　　食塩制限 ……………………………………………… 170
　　薬による治療 …………………………………………… 171
　　　利尿薬 ………………………………………………… 171
　　　ジギタリス …………………………………………… 171
　　　血管拡張薬 …………………………………………… 171
　　　β交感神経受容体遮断薬 …………………………… 172
　　　カテコラミン ………………………………………… 172
　　　その他 ………………………………………………… 173
　　心不全から脱却したら ………………………………… 173

## 第22章　心臓病の薬 …………………………………… 174
　薬はキチンとのむ ………………………………………… 174
　　ジギタリス剤 …………………………………………… 175
　　利尿薬 …………………………………………………… 176
　　血管拡張薬 ……………………………………………… 177
　　　カルシウム拮抗薬 …………………………………… 177

　　　　カルシウム拮抗薬とグレープフルーツ・
　　　ジュース ……………………………………… 177
　　　　硝酸薬 ………………………………… 178
　　　　その他 ………………………………… 179
　強心薬 ……………………………………… 179
　アンジオテンシン変換酵素阻害薬（ACE-I）
　・アンジオテンシン2受容体拮抗薬（ARB）　179
　　交感神経受容体遮断薬 ………………………… 180
　　抗凝固薬・抗血小板薬 ………………………… 181
　　　　ワルファリン ………………………… 182
　　　　アスピリン …………………………… 182
　　　　シロスタゾールなど ………………… 183
　　抗不整脈薬 ……………………………………… 183

# 第23章　心臓病のリハビリテーション ……… 184

# 第24章　生活習慣病とその予防 ……………… 185

# 第25章　心臓病患者さんの日常生活についての
　　　　Q&A ……………………………………… 190
　1．四季の過ごしかた ……………………………… 190
　2．喫　煙 …………………………………………… 191
　3．アルコール ……………………………………… 193
　4．コーヒー ………………………………………… 194
　5．体重計 …………………………………………… 195
　6．早起きは健康にいいか？ ……………………… 196
　7．布団の上げ下げ ………………………………… 196
　8．入　浴 …………………………………………… 196
　9．サウナ …………………………………………… 197

10. 居間は一階、寝室は二階 197
11. 買い物にいきたい 198
12. 庭の手入れ 198
13. 寒中水泳をしたい 199
14. 心臓病と散歩 199
15. 山に登りたい 200
16. 車と電車 200
17. 海外旅行 201
18. 歯科と心臓病 202
19. 人間ドックではどんな心臓病が見つかるか 203
20. 脱水と心臓病 204
21. 心臓病と納豆 204
22. 漢方・生薬と心臓 205
23. かぜ薬と心臓の薬の服み合わせ 205

索　引 207

# 第1章　心臓のしくみ

　心臓の大きさは普通その人の握り拳大とされ、胸の真ん中にある胸骨の下の方の裏側あたりから左の乳首のあたりの間にあります。胸をみると左のおちちのあたりで胸がピクピクと動いているのが見えることがありますが、それは心臓が収縮する時に心臓の尖端部分が胸に当たっているのを見ているわけです。

## 心臓は血液を送るためのポンプ

　心臓は肺から戻ってきた、酸素を多く含む動脈血を大動脈を通して全身に送り出し、また全身から戻ってきた二酸化炭素の多い静脈血を肺動脈を通して肺に送り出すポンプであり、そのほとんどが心筋といわれる筋肉で成り立っています。そのほかの構造としては、心臓を包んでいる心膜、心臓が血液を前方へ拍ち出すための逆流防止用の弁（バルブ）と、心臓そのものの組織に酸素と栄養を送り込むための配管として冠動脈および冠静脈、心臓が規則正しく拍動するための電気的刺激を発生し、心臓全体にその刺激を伝えるための刺激伝導系があります。

## ポンプのパワー源は心臓の筋肉

　心臓には筋肉でできた4つの部屋があります（カラー17頁の図1-1）。最も力強く収縮するのは左心室で、酸素に富んだ動脈血を圧力をかけて全身に押し流します。そのため、左心室の壁は心臓の中で一番厚く、1cmぐらいの厚さです。普通、左心室が収縮した

ときの圧の最大値が腕で測った血圧の最高値、つまり収縮期血圧あるいは最高血圧と同じになります。

　血液の流れから考えて、左心室の上流にあり、左心室が収縮している間に肺から流れてきた動脈血を一時溜めておく部屋を左心房といいます。この溜まった血液を左心室がゆるんでいる（拡張期）うちに左心室に流し込むわけです。しかし、この部屋から左心室へ血液を送るのに対して、さほど圧力を必要としないので、左心房の壁は薄い筋肉でできています。

　左心室に次いで強く収縮するのが右心室です。この部屋は全身を巡ったあと心臓に戻ってきた静脈血を肺動脈へ圧をかけて押し出します。肺動脈の血圧はあまり高くする必要がないので、右心室はそんなに強く収縮する必要がなく、したがって、右心室の壁は左心室の半分以下の厚さしかありません。右心室の上流には上下の大静脈を通って戻ってきた静脈血を、右心室が収縮している間溜めておくための右心房があります。右心房は左心房と同じような役割をしているので、その壁は薄くできています。

　からだになくてはならない重要なポンプである左心室や右心室がまともに機能しなくなると、心臓から末梢まで十分に血液が流れない状態になり、心不全と云われる状態になります。詳しくは心不全の章で説明します。

## 心肥大と心拡大

　検診などで胸部エックス線写真を撮ったときに心肥大があるとか、心拡大があるとか云われることがあります。心肥大とは心臓の筋肉が厚くなることで、筋肉が内側に向かって肥大したときには必ずしも心臓の外見は大きくなりません。胸部エックス線写真での心拡大は心臓の影のサイズが大きくなることを云います。原因は、心臓の内腔が拡大するとか、心膜腔に水が溜まるなどいろ

いろあります。しかし、必ずしも心臓の筋肉は肥大していません。しばしば肥満のために横隔膜が持ち上がり、そのため心臓も押し上げられて横に寝てしまうため大きく見えることがあります。

## 正常に活動している心臓の働き

　心臓は1分間に60回とか70回とかの一定のリズムで縮んだり（収縮）拡がったり（拡張）を繰り返しています。心臓が収縮したときに血液が一定の方向へ押し流されて行くようにするために、左右の心室の入口と出口には逆流を防ぐための弁（バルブ）が付いています（カラー17頁の図1-2）。たとえば、左心室が拡がったとき（拡張期）には左心房と左心室の間にある僧帽弁は開き、左心室と大動脈の境目にある大動脈弁は閉じています。こうして左心房から流れ込んでくる動脈血を左心室に溜めます。次いで収縮期になり左心室が収縮しはじめると僧帽弁は閉じ、大動脈弁は開いて血液は左心室から大動脈へと押し出されます。おなじように、右心室の拡張期には右心房と右心室の間にある三尖弁は開き、右心室と肺動脈との境目にある肺動脈弁は閉じています。こうして、右心房から流れ込む静脈血を右心室に溜めます。ついで、収縮期になると三尖弁は閉じ、肺動脈弁は開いて、右心室に溜まっていた静脈血は肺動脈へ押し流されます。

　このように心臓の弁は、その弁が仕切となっている心房、心室、大動脈あるいは肺動脈の間の血圧の差によって流れる血液に押されて動かされるもので、弁が自分の力で動くものではありません。心房と心室の間にある僧帽弁や三尖弁には心室側から腱索とよばれる糸状のものがパラシュートの糸のように弁の縁についており、この腱索を心室にある竹の子のような形をした乳頭筋と呼ばれる筋肉が引っ張るような構造になっています。これにより心室が収縮したときに弁が反転して心房に落ち込まないようになっていま

す。これらの開いたり、閉じたりしている弁の動きが障害される病気があります。一つは弁の開き方が悪くなって十分に血液が流れにくくなる狭窄症であり、もう一つは弁がしっかり閉じなくなる閉鎖不全症です。こうした弁の機能がおかしくなる弁膜症については、その項で説明します。

## 心臓を動かすための指令

　正常の心臓は1分間に60−70回ぐらいの回数で規則正しく拍動しています。この命令を出しているのは、上大静脈と右心房のつなぎ目にある洞結節と呼ばれるところにあるペースメーカー細胞です。この細胞は一定のリズムで電気的に興奮しています。この興奮は、特別な筋肉細胞でできていて各心房・心室に張り巡らされている刺激伝導系を伝わり心房・心室の筋肉を電気的に興奮させます（カラー18頁の図1-3）。この電気的興奮によって心筋は収縮します。心電図には刺激が伝わり、心臓が電気的に興奮していく状態が示されています。心房の興奮はP波に、心室の興奮はQRS波に示されます（図1-4a）。心電図の各波と心臓の動きの関係を図に示します（図1-4b）。
　この指令の発生や伝わり方が狂ってしまうことがあります。それについての細かいことは不整脈と心電図異常の項で説明します。

## 心臓にも血管（冠血管）が必要

　心臓の中は血液で一杯なので、改めて心臓の筋肉を養うための血管は要らないように思われるかもしれません。しかし、心臓の筋肉が働くためには大量の酸素が必要であり、心臓の内腔から酸素が浸み込んで行くとしても、とてもそんなものでは足りません。そのため、心臓の筋肉を養うための動脈（冠動脈）と静脈（冠静

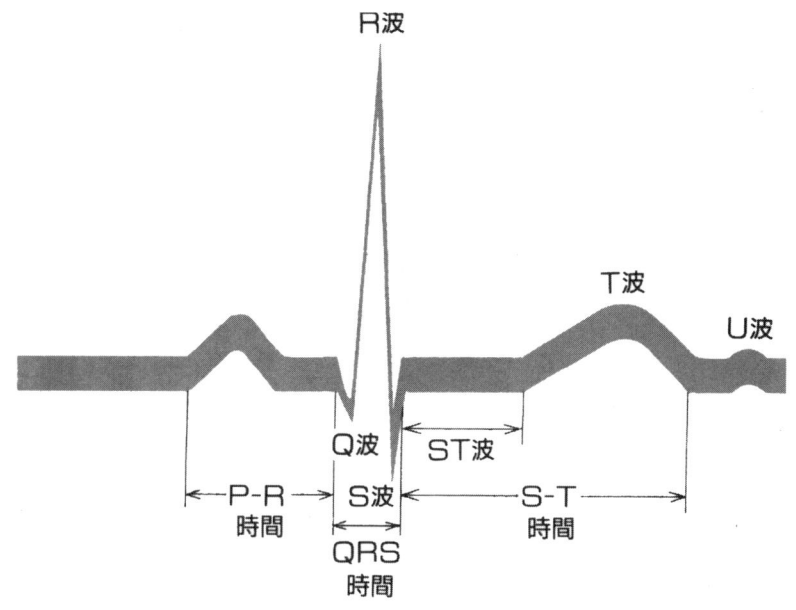

図1-4a　心電図の基本パターン

脈）が心臓の壁に張り巡らされています（図1-5）。

　冠動脈は大動脈の付け根から左と右に各1本ずつ出ています。左冠動脈はさらに主要な2本に枝分かれして主として左心室の前、横および左心室と右心室の間の壁（心室中隔）を潅流します。右冠動脈は右心室と左心室の後ろの壁を潅流します。これらの冠動脈はさらに細かく枝分かれして心臓全体に隈無く分布しています。冠動脈が狭くなると狭心症を生じ、詰まってしまうと心筋梗塞になりますが、詳しいことはそれぞれの項で説明します。

## 心内膜

　心臓の壁の内側は心内膜と呼ばれるうすい膜で覆われています。この膜が傷ついているときに体内に細菌が入ったりすると炎症が

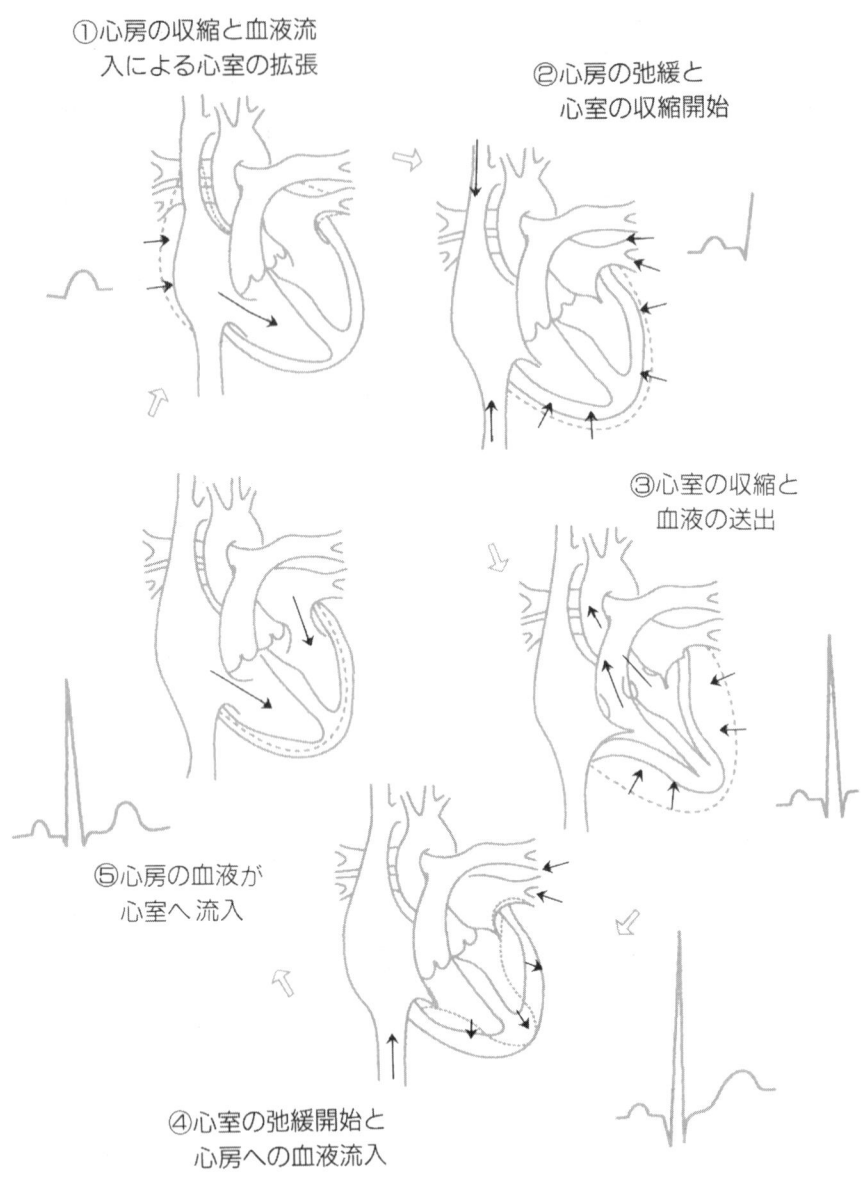

図1-4b　心電図と心臓の収縮・弛緩

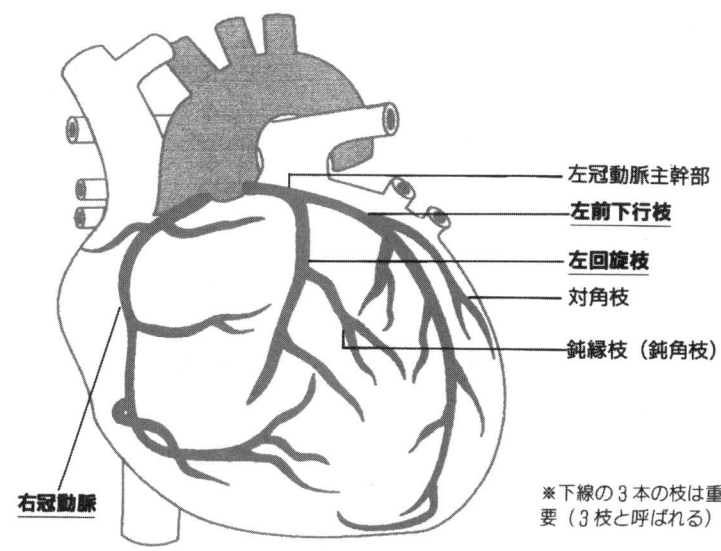

図5　正常冠状動脈（左右冠状動脈）

起きてくることがあります。また血液の流れが淀んだ時などには血液がくっついて血栓を生じてくることもあります。このことについては心内膜炎や不整脈の心房細動の項で説明します。

## 心膜──心臓は大切にラップされている

　このような構造をしている心臓は、そのほとんど全部が心膜あるいは心嚢と呼ばれる袋の中に包み込まれています。袋の中には、僅かに心膜液が入っており、心臓がその中で拍動するときの摩擦を少なくしています。心膜の役目は、心臓が胸の中を拍動とともに動き回らないようにするとともに、一定のサイズ以上に膨らまないようにしていると考えられています。

　この心膜の中の心膜液が異常に増えたり、あるいは心膜が炎症

のために心膜に張り付いて心臓の動きが制限されてしまうことがあります。このような心膜の病気にかんしては心膜疾患の項で説明します。

## からだの中を血液はどう流れるか

　左心室から大動脈へ拍ち出された動脈血は、分岐しつつ次第に細くなっていく動脈、ついで細小動脈を通り、ついには毛細血管を流れます。そこで、酸素と栄養を組織に与え、二酸化炭素と代謝産物を受け取って静脈血となり、細小静脈、静脈を経て大静脈に集まり、最終的には右心房へ戻ります。この血液の流れを体循環あるいは大循環といいます（カラー18頁の図1-6参照）。

　右心室から肺動脈に拍ち出された静脈血は肺を流れるうちに二酸化炭素を捨て、酸素を受け取ります。酸素を受け取って動脈血となった血液は肺静脈をへて左心房に流れ込みます。この血液の流れを肺循環あるいは小循環といいます（カラー18頁の図1-6参照）。

　なお、大動脈は上行大動脈として上行し、そこでUターンして胸部を下行し腹部大動脈となります。Uターン部分を大動脈弓部と呼びます。ここからは頭部へ行く動脈、上肢へ行く動脈が分岐していて、重要な部分です（図1-7）。腹部大動脈からは消化管や肝臓、腎臓などの腹部臓器への動脈が分岐しています。

　体循環、肺循環の異常については大動脈疾患、肺血栓塞栓症などの項で説明します。なお、体循環系の疾患として最も多いのが高血圧症ですが、高血圧症に関しては、この本では僅かに触れるだけとします。

第1章　心臓のしくみ

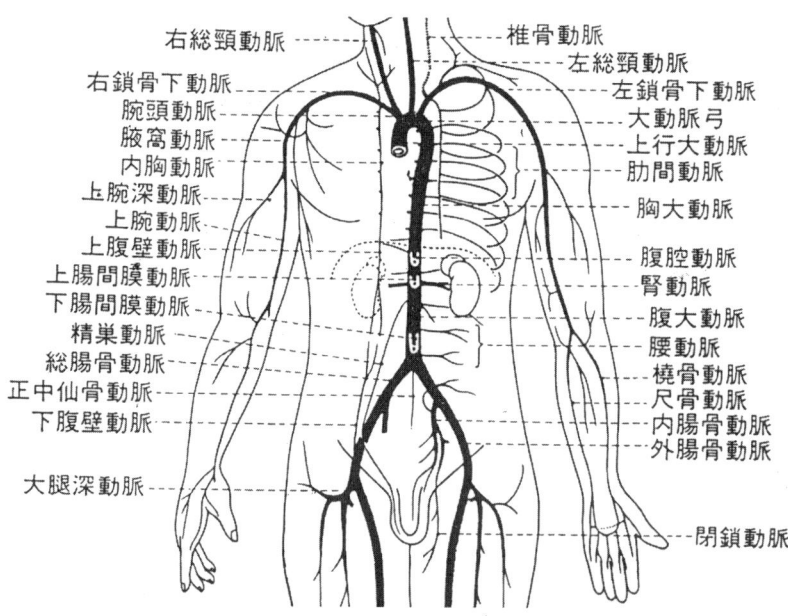

図1-7　大動脈からの主要な動脈の分岐

## 血管系の構造とはたらき

　酸素の多い動脈を流す動脈系を上水道、酸素を失い二酸化炭素の多い静脈血を流す静脈系を下水道に例えると、なんとなく差別をした感じにもなりますが、肺動脈には静脈血が流れ、肺静脈には動脈血が流れているので、今度は立場が逆になります。つまり、何らかの作業をするところに圧力をかけて血液を送りこむ血管が動脈で、それを終えて血液が戻ってくる血管が静脈です。
　動脈系には心室からの血圧がかかるので、破裂しないように壁は厚くできています。また、その壁の中には血管平滑筋といって必要に応じて収縮したり弛緩したりする細胞が存在します。この平滑筋細胞が収縮すると血管が狭くなるので、収縮部位より末梢

の血圧は低下します。末梢動脈の血圧はこの平滑筋細胞の収縮にかなりの部分コントロールされています。

　いずれの静脈系も動脈系にくらべ血圧が低いので、静脈壁は薄くできています。心不全の項で説明しますが、心不全などで静脈の圧が上昇すると静脈の壁は簡単に押し広げられてしまい、沢山の血液が静脈系に溜まります。

　静脈の血管壁にも平滑筋が僅かながら存在します。体循環系では、動脈系統の中にある血液量と静脈系統の中にある血液量を比べると圧倒的に静脈内のほうが多く、静脈がほんの僅か縮んだり緩んだりするだけでも、そのために変化する静脈内の血液量の総和は大量のものとなり、血液循環に大きな影響を与えます。この静脈系の特徴を利用した治療法もあります。狭心症で使われるニトログリセリンは冠動脈も拡張させますが、静脈も著明に拡張させる薬です。静脈に血液が沢山溜まると心臓に戻ってくる血液量が減って、心臓の仕事量が減り狭心症が治まっていきます。このように静脈系に血液が溜まってしまうと動脈側の血液量が減って血圧が下がり脳虚血を生じて倒れてしまうことがあります。また、朝礼で起立しているうちに脳貧血で倒れてしまう起立性低血圧は、薬のために生じるわけではありませんが、同じような現象と考えれば理解しやすいと思います。

# 第2章　血圧：血液を押し流すパワー

## 血圧は何のためにあるのか

　水道から流れ出る水が、浄水場からポンプで圧力をかけられて押し流されてくるのと同様に、体の隅々まで血液を流すためには圧力をかけてやる必要があります。その圧力をかけるところが心臓です。体循環系を考えると左心室がそのポンプであり、その内圧は最も高い血圧を示します。血圧＝血流量×血管抵抗の関係があり、血流量が変わらなくても血管が収縮して血管抵抗が上昇すると血圧は上がります。逆に、血管抵抗が変わらなくても、血流量が多くなると血圧は上昇します。これらの変化は、たとえば、興奮して頭がカーっとした時には交感神経の緊張が高まって心拍出量が増し、血管が収縮して血圧が上昇する状態を想像するとわかりやすいと思います。

　血圧は心臓の収縮・拡張に従って上昇したり低下したりを繰り返しています（図2-1）。その一番高い所を収縮期血圧（最高血圧）、一番低い所を拡張期血圧（最低血圧）と呼びます。また、収縮期血圧と拡張期血圧の差を脈圧といいます。平均血圧とは最高血圧と最低血圧を足して2で割ったものではなく、一サイクルの血圧曲線で囲まれた面積をその時間で割ったものをいい、概略拡張期血圧に脈圧の3分の1を加えたものに相当します。

なお、動脈の血圧の単位としては水銀（Hg）を何ミリメートル押し上げる力か（mmHg）というように表現をします。静脈系の血圧はとても低いので、水を何ミリメートル押し上げるかといった単位で示します（$mmH_2O$）。

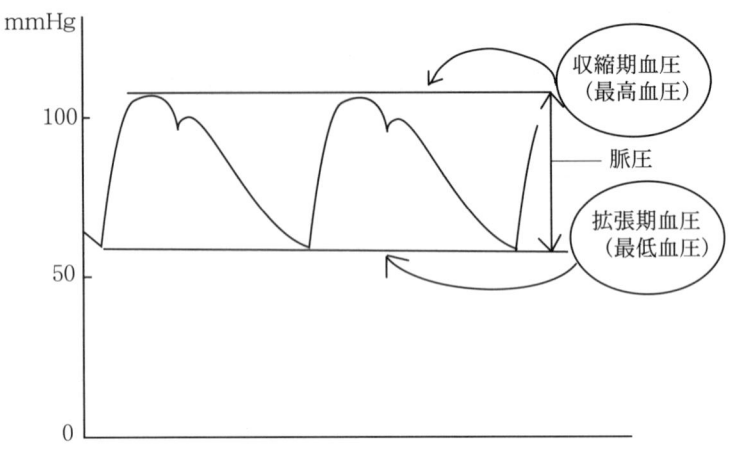

図2-1 動脈圧の波形と名称

## 血圧はどのくらいが正常か

　子供と大人でも正常血圧は異なっており、一概には言えませんが、大人の場合はおおよそ140/90以下くらいを正常の上限としています。どれくらいの血圧を正常と考えるかについては、数年ごとに世界保健機関、国際高血圧学会とか米国高血圧合同委員会とか世界中でいろいろな基準が発表されて、次第に低い値から治療を開始するような方向に変化しています。
　これは、血圧は必要であるものの、高すぎればいろいろな血管障害に基づく疾患を生じて来るため、その予防のためには治療の開始点をなるべく低めに設定したいけれども、医療経済のこともあって国に経済力がつけば血圧の治療目標値も下げるといった関係もあり、純粋に医学のみでは決まらない点もあります。治療目標値は若年者・中年者、糖尿病がある人では130/85、高齢者では

140-160/90ぐらいとしています。

## 血圧はいつ測ればいいのか

　近ごろは家庭用の自動血圧計を持っていられる方が沢山いられて、よく外来受診時にご自身で測った血圧の記録を持参されます。1日のうちの何時に血圧を計ったらいいのかと尋ねられますが、必ずこの時点で計りなさいというほどの特別な時間はありません。どの時点の血圧もそれなりに真実なので、参考になります。朝は多くの人が、予想と反して血圧は高めになります。一般的には1日の一定の時間で測ること、リラックスして数回測定し、そのうち安定した血圧の平均値を血圧値とすることが勧められています。
　朝の血圧が高い人でも、夜仕事を終えて帰宅しノンビリすると血圧が正常化することがしばしばあります。このような事から、高血圧の診断がまだ確定していない人では、しばらくの間、1日のうちで何回か適当な時間に測定してもらい、測定時間とともに血圧値を記録しておいてもらうと、血圧の変動の特徴もわかり高血圧症の診断、治療薬の選択などに役立ちます。現時点では健康保険で認められていませんが、長時間血圧を自動的に記録する方法があります。この方法で観察すると、血圧の変動のパターンにいろいろな種類があることがわかり、高血圧の治療内容は一人ひとり個別化して考えなければならないことが分かります。

## どんな血圧計を買ったらいいか

　いまは自動式の家庭用血圧計が多種類販売されています。これらの血圧計は振動法とコロトコフ音法との二種類を組み合わせたものが多いようです。しかし、これらの自動血圧計は割合すぐに測定値が狂ってくることがあり、またしばしば故障します。また、

不整脈があると正確には測定できません。できれば医師とか看護師が使っている水銀血圧計のほうが安く、壊れにくく、半永久的に使えるので、その使い方を覚えたほうが良いと思います。なお、手首とか指で測るものも販売されていますが、正しい血圧を測るためには、上腕で測定する通常のタイプを購入されることをお勧めします。

## 血圧の計り方

込み合っている外来診療ではほとんど実行不可能ですが、血圧を測定するときには10分ぐらい安静にしてから測るのがよいとされています。また、いすに座った状態での血圧値を基準としています。なお測る腕の位置は心臓の高さにします。第1回目の血圧測定値は高めになることが多いので、2回目、3回目の安定した血圧値の平均をとるのが良いとされます。また、心臓の拍つ回数（心拍数）を記録しておくと、そのときの心臓の状態が分かるので心拍数も合わせて記録しておきます。

## 血圧の数値で一喜一憂しない

たまたまどこかで血圧を計ってもらったら160だったなどと慌てて外来に飛んでこられる方がときどきいられます。自宅で血圧を毎日測っていると、いかに血圧が変動するかがよく分かると思います。いつもは正常血圧でも、たとえば排便でいきんだりすると、その最中には簡単に180ぐらいにも上昇します。高血圧とくに軽症高血圧では焦らずに、よく観察してから診断するべきです。慌てて治療を開始してしまったあと血圧が正常値を示している場合、薬の効果で正常値を示しているのか、それとも本当は血圧が高くはなかったのかの判断が困難になり、延々と治療を続けることに

なってしまう可能性があります。

## 高血圧を放置するとどうなるか

　血圧がたとえ高くても、何も悪影響が出ないならば治療する必要はないはずです。しかし、高血圧を放置しておくと心肥大、心不全、狭心症、心筋梗塞などの心臓病、脳出血や脳梗塞、腎不全、眼底出血など多種類の病気を惹きおこしてきます。このような状態にならないようにするために治療が必要となっているわけです。また、とくに糖尿病とか高脂血症などを合併している人は病気の進行が早く重くなりやすいので要注意です。

# 第3章 検　　査

## 心臓の状態をみる検査法

　心臓の異常を訴えて病院に来られる患者さん達がどのような異常をかんじていられるのかを調べる第一歩はもちろん問診です。自覚症状などについて何時から、どんな時に、どんな風に、どのくらいの時間などなるべく詳しく説明してもらいます。その次には医者の五感を駆使した診察をします。しかし、これのみではとても正確な診断を下せるところまではいきません。
　また、診断がついて、治療をしていくときに、その治療法がどの程度有効であるのか、患者さんの状態が果たしてどんな方向へ変化しているのかを客観的に示す方法が必要です。この項では、そうした時に用いられる主な検査法について説明します。

## 胸部エックス線写真

　心臓についての訴えを持って受診された患者さんにまず受けていただく検査は胸部エックス線写真の撮影と心電図の記録です。胸部エックス線写真で見えるのは心臓、大動脈、肺血管、気管支と胸椎や肋骨などの骨格の陰影です（図3-1a,図3-1b,図3-1c）。心臓に異常がある時には、多くの場合心臓の陰影のサイズが大きくなり、心陰影の形も異常のある部位に従っていろいろな変形を示します。
　ただし、心臓の陰影が一見正常のようでも、心臓病である場合がしばしばあるので要注意です。大動脈が動脈硬化のために石灰化したり大動脈瘤などで拡大した時にも胸部エックス線写真上で

第3章 検　査

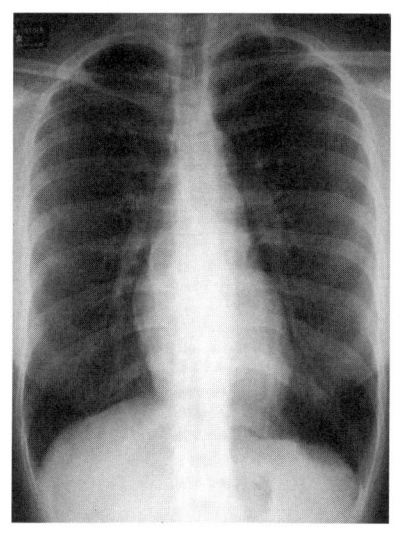

図3-1a
正常な胸部エックス線写真
（正面像）

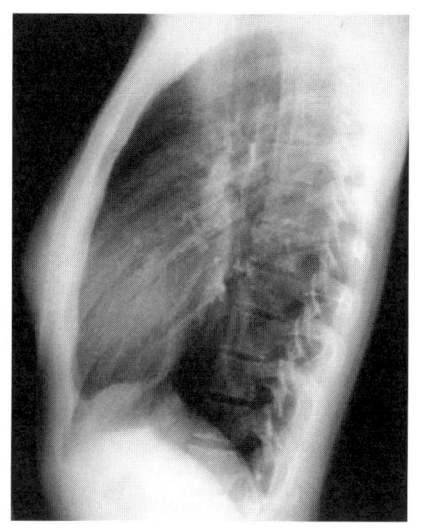

図3-1b
正常な胸部エックス線写真
（側面像）

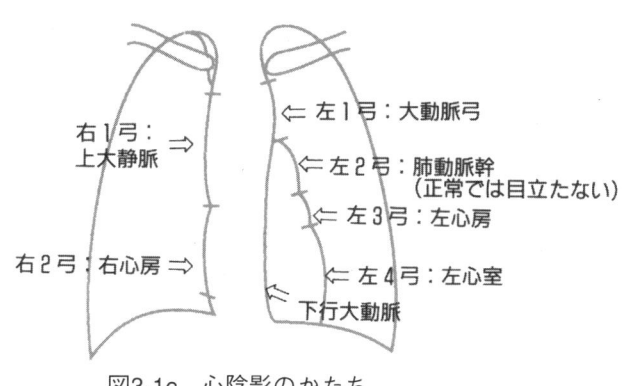

図3-1c　心陰影のかたち

それが認められます（図3-2）。心不全の時には肺血管も太くなり、肺の中にも水が溜まってきます。また、胸水といって胸腔内に水が溜まってくることがしばしばあります（図3-3）。そして、例えば、

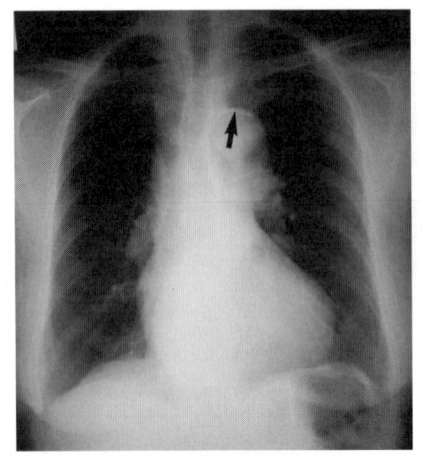

図3-2 大動脈が拡大し石灰化が認められる像

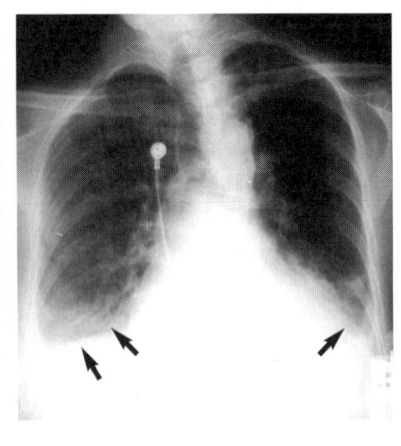

図3-3 心不全で胸水が溜まっている像

心不全に対しての治療効果が挙がってくると胸水がだんだん少なくなって行くのが胸部エックス線写真で分かります。エックス線の被爆線量を考えると、常識的には撮影回数は少ない方が良いのですが、経過観察のために繰り返し撮影せざるを得ないこともあります。

## 心電図

心臓の電気的な活動を知るための検査法です。図に示すように、心電図の波にはそれぞれ名前がついています（図3-4）。初めに出てくる小さな波をP波と

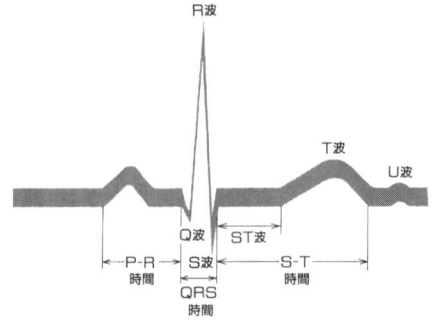

図3-4 心電図の基本パターン

呼びます。この波は心房の電気的興奮を示します。QRS波は心室の電気的興奮を示しています。T波は心室の電気的興奮の後の回復を示しています。このQRS波とT波の間の部分をST部分と呼び、心筋

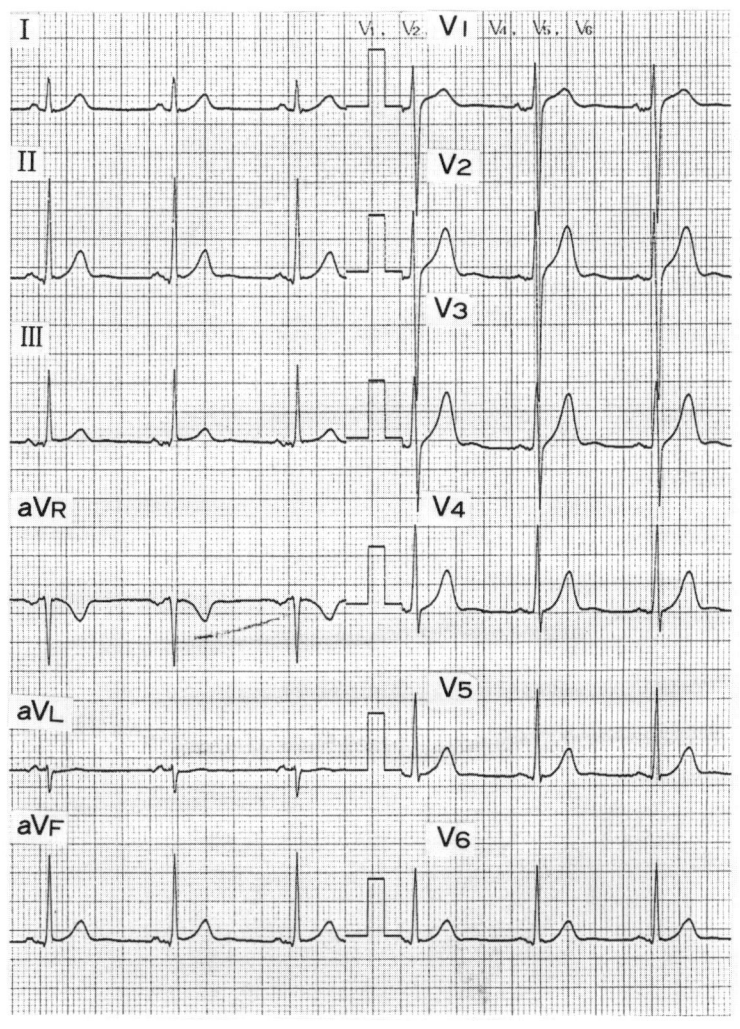

図3-5　12誘導心電図

が虚血（酸素不足）になったり、炎症などで傷害を受けたときには上昇したり下降したりします。T波の変化としては高カリウム血症でとがって来たり、心室筋のストレスや虚血で平らにつぶれたり逆転したりします。最後にあるU波は血液中のカリウムの濃度が低くなると高くなってきます。

　心電図で分かるものの代表的なものは不整脈、狭心症、心筋梗塞あるいは心肥大などです。不整脈には多くの種類があり心電図を見なければ正確な診断を下せません。心筋梗塞についても、この病気は強い胸痛を伴うものですが、そのような症状を伴うものは、解離性大動脈瘤など他にもあります。このような症状を訴える患者さんの心電図を記録すれば心筋梗塞は多くの場合すぐに診断することができます。ほかにも、心臓の肥大が著明であるときなどには診断に役立ちます。

　心電図の撮り方には通常の12誘導心電図（図3-5）のほかに、運動あるいは薬物負荷心電図、長時間記録心電図（ホルター心電図）あるいはカテーテル電極を用いて行う心腔内心電図などがあり

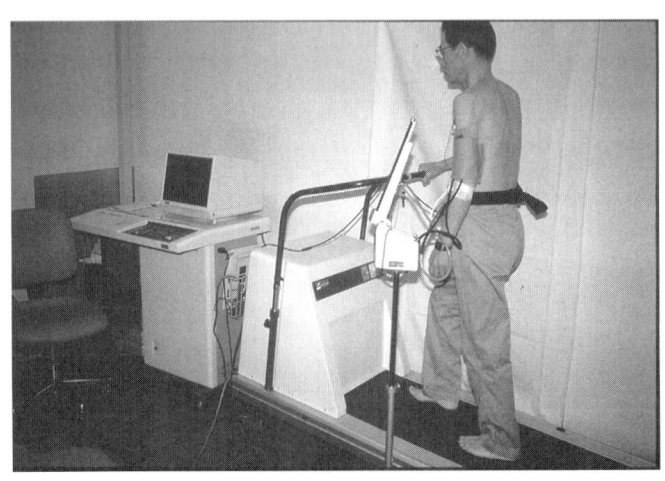

図3-6　トレッドミル運動負荷

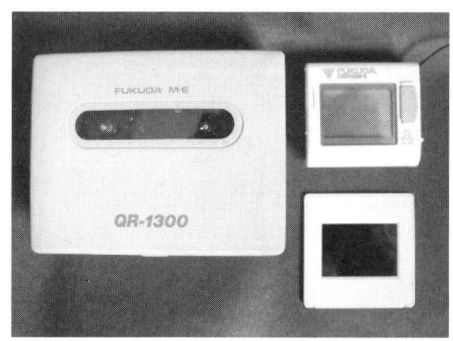
図3-7　ホルター心電計
右下はサイズの比較の
ためのスライド

ます。

　12誘導心電図はふつう病院などに行ったときに手足と胸に電極をつけて簡単に撮っているもので、この心電図が基本的なものになります。

　運動負荷心電図は、運動をすることで心臓にわざと負担をかけて、それによって心電図のパターンが変化するかどうかを調べるもので、狭心症を疑うときとか、狭心症の治療が上手く行っているかどうかを調べるためなどに使います。具体的な方法といてはマスター二階段テストといって一定の高さの二段の階段を年齢、性別、体重で決められた回数を一定時間上がり下りする方法で、他には自転車エルゴメーターといって室内自転車をこいで負荷をかける方法、ベルトコンベアーの上を走るトレッドミル負荷などがあります（図3-6）。運動負荷をかけられない場合などには薬剤を用いた負荷テストを行うこともあります。

　長時間記録心電図はふつうホルター心電図と呼ばれているもので、小さなデータレコーダーを用いて、心電図を24時間など長時間に亘って記録する方法です（図3-7）。主として何時出るか分からず、掴まえにくい不整脈や狭心症発作の心電図を、通常の日常活動をしてもらいながら記録しようとするものです。

　これらの他に、病院では心電図モニターがあります。これは

時々刻々変化する病態を把握するための方法で、急性心筋梗塞、ショック、手術前後の監視など重症患者の監視に用います。

心腔内心電図は電気生理学的検査とも呼ばれ、カテーテル電極を通常、静脈を通して心腔内まで挿入し、心腔内での心電図変化を記録して、ペースメーカー植込みの必要性の検討、あるいは、カテーテルを用いた不整脈治療の適否の検討などに用います。

## 心エコー図・カラードプラー法

心エコー図は超音波を体に当てて、組織から戻ってくる超音波のこだまを解析して体の中の構造を知ろうとするもので、魚群探知機と同じ仕組みです。体外から超音波を当てることは患者さんに全く苦痛を与えないので、繰り返して行うことができます。たとえば、心電図上左心室の肥大があるとされた患者さんに本当に肥大があるのかというようなことに対し心エコー図は明瞭な回答を与えることができます。

最近は食道から心エコー図を記録したり、冠動脈内から冠動脈壁のエコーを記録するなど、患者さんにそれなりの苦痛を与える方法も用いられており、必ずしも苦痛を与えない方法とは言えなくなってきています。

断層心エコー図では心臓の壁の厚さ、運動、心臓の弁の構造や動き、心房や心室の内腔の大きさ、心臓の中の血栓あるいは腫瘍などの異常構造物の存在、心膜液の貯留などがわかります（図3-8a、図3-8b）。心臓の動きや厚さなどを測定する時にはMモード・エコー表示の方法を使います（図3-9）。

カラードプラー法では血流の状態が分かります（図3-10）。心臓の中で血液がどんなふうに流れているかをかなり明瞭に知ることができます。心エコー・カラードプラー法によって心肥大、先天性心疾患、弁膜症、心筋梗塞、心筋症、心膜炎、心臓腫瘍、解離

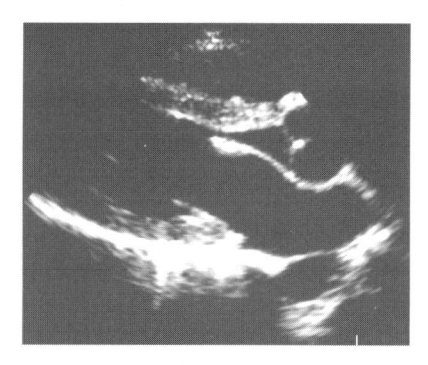

図3-8a　正常断層心エコー図
長軸方向・僧帽弁開放時

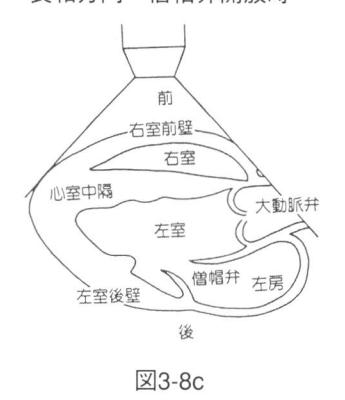

図3-8b　正常断層心エコー図
長軸方向・僧帽弁閉鎖時

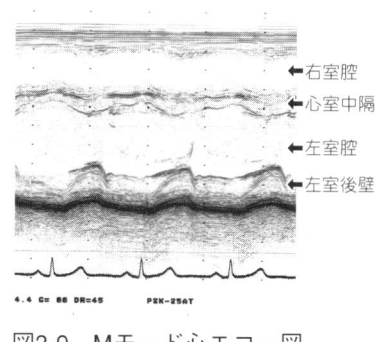

図3-8c

図3-9　Mモード心エコー図

性大動脈瘤、心腔内血栓など多様な疾患の診断が可能になります。

## 心音図・心機図

　この方法は胸壁にマイクを置いて心臓の音や雑音を記録する方法です（図3-11）。心機図はトランスデューサーを用いて頸動脈の拍動とか心尖拍動を記録する方法です。心エコー・カラードプラー法が発達するまでは、心臓病の診断に盛んに用いられていましたが、現在ではほとんど使われなくなりました。しかし、学童検診など多数を相手に心疾患の有無のスクリーニングをするときな

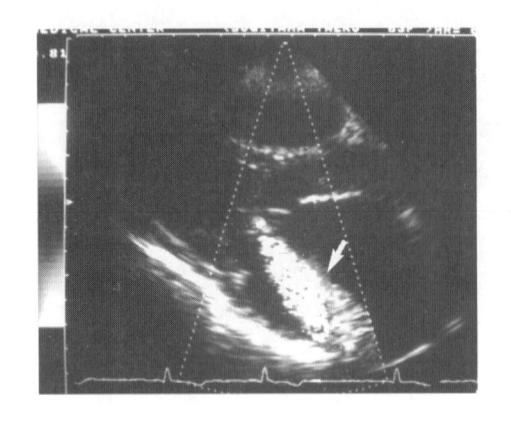

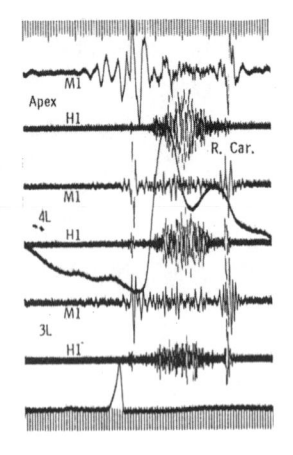

図3-10　僧帽弁逆流（矢印）を示す
　　　　カラードプラー図

図3-11　心音図（収縮期雑音）

どでは現在でも使われています。

## 心カテーテル法・心血管造影法・冠動脈造影法

　心臓の構造についての検査法は心エコー図が簡便ですし、血流の観察にもカラードプラー法が大変に役に立ちます。しかし、これらの方法は広い範囲を一度に示すには不適です。心臓の各部位の血圧や酸素濃度を測ることが必要になる場合もしばしばありますが、体外からの検査法では正確に測ることはできません。また、

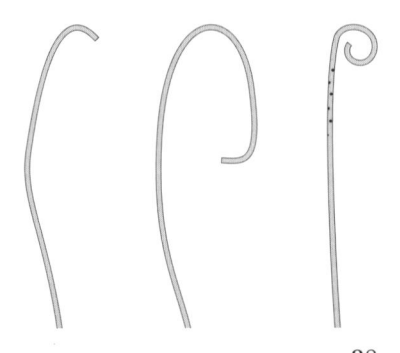

図3-12　心カテーテル

第3章 検 査

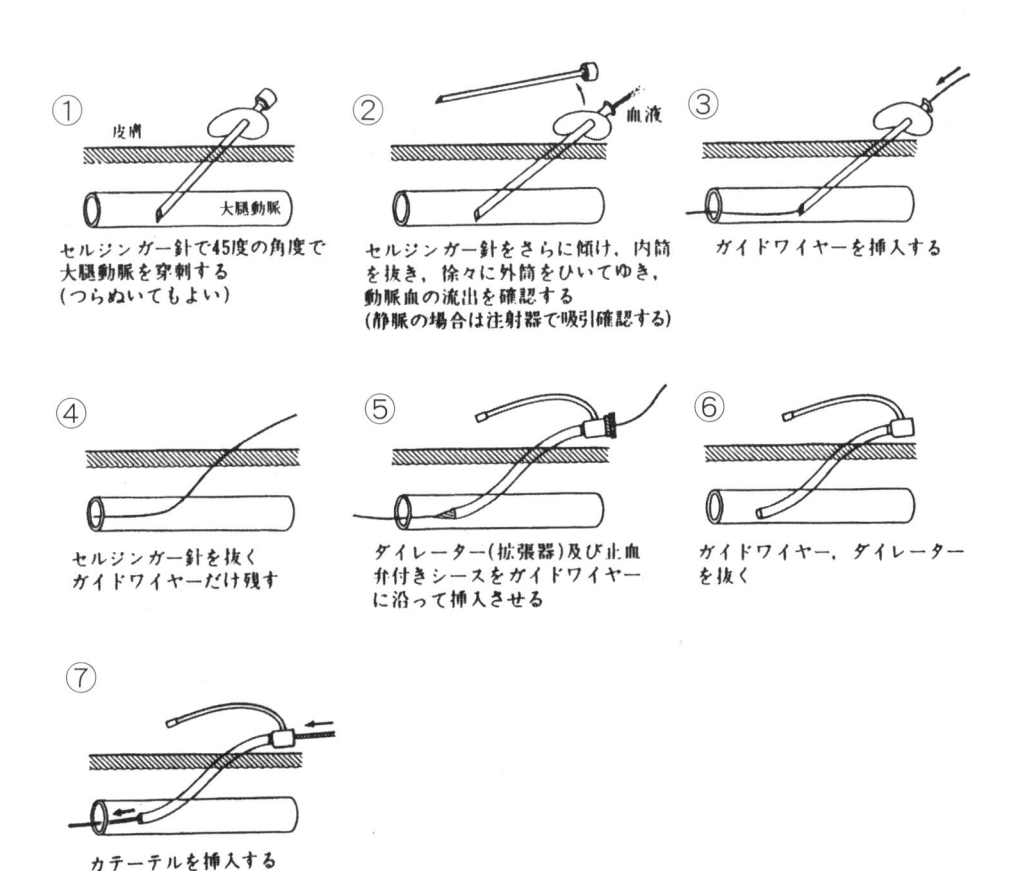

① 皮膚／大腿動脈
セルジンガー針で45度の角度で大腿動脈を穿刺する（つらぬいてもよい）

② 血液
セルジンガー針をさらに傾け、内筒を抜き、徐々に外筒をひいてゆき、動脈血の流出を確認する（静脈の場合は注射器で吸引確認する）

③ ガイドワイヤーを挿入する

④ セルジンガー針を抜くガイドワイヤーだけ残す

⑤ ダイレーター（拡張器）及び止血弁付きシースをガイドワイヤーに沿って挿入させる

⑥ ガイドワイヤー，ダイレーターを抜く

⑦ カテーテルを挿入する

図3-13-1　カテーテル挿入のためのセルジンガー法

　体外からの方法では冠動脈を詳しく描出することもほとんど不可能です。そのために、これらの心血管内腔にカテーテルと呼ばれる細い管を挿入して行う検査が必要となります（図3-12）。
　具体的には、カテーテルを足の付け根あるいは腕の血管から心臓の中、あるいは冠動脈の中にまで挿入して（図3-13-1、-2）、その内圧を測ったり、心腔内各所で採血をして血液ガスの分析をしたり、ヨードを含んだ造影剤を注入してエックス線映画を撮った

**右心カテーテル**

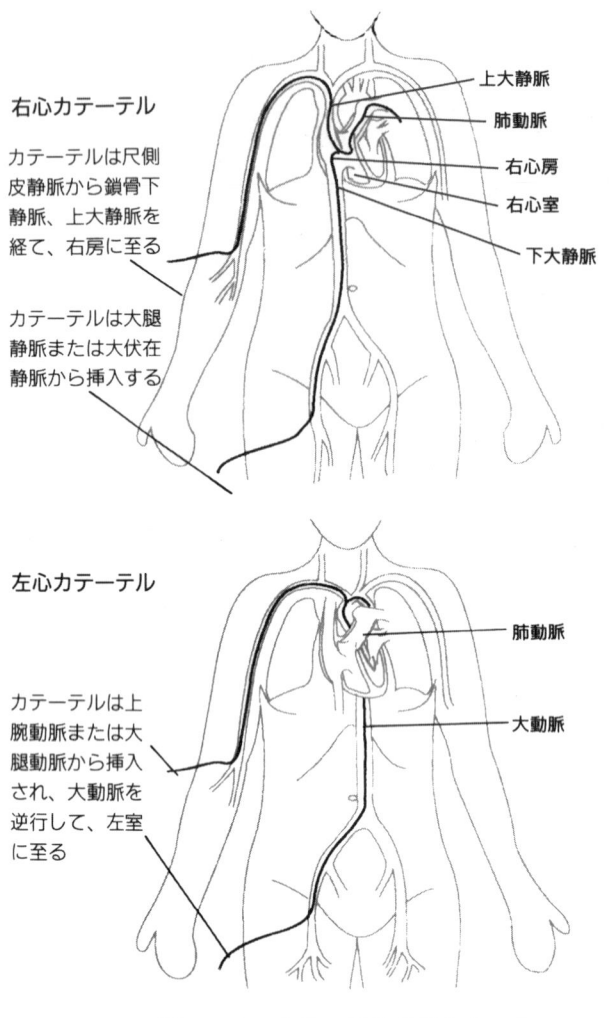

カテーテルは尺側皮静脈から鎖骨下静脈、上大静脈を経て、右房に至る

カテーテルは大腿静脈または大伏在静脈から挿入する

上大静脈
肺動脈
右心房
右心室
下大静脈

**左心カテーテル**

カテーテルは上腕動脈または大腿動脈から挿入され、大動脈を逆行して、左室に至る

肺動脈
大動脈

図3-13-2　カテーテルの挿入ルート

りする方法です（図3-14,15,16）。最近は、ほとんどの場合電子画像として記録されます。この方法により心臓や大血管、冠動脈の内腔の状態、血液の流れ方、心腔内の血圧などがわかります。

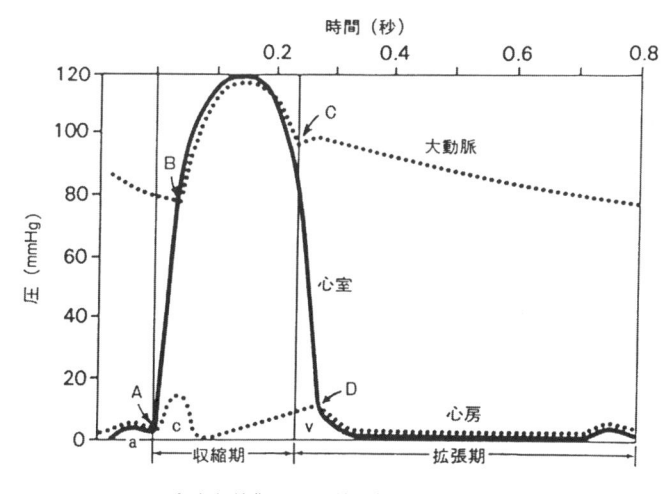

左室収縮期および拡張期ならびに動脈圧波形

心室がA点で収縮すると，僧帽弁が閉じ，心室圧が上昇し，大動脈圧を超えると，大動脈弁が開く（B）．駆血が終了すると，心室圧は大動脈圧以下に下降し，大動脈弁が閉じる（C）．心室圧が心房圧以下に下降すると，僧帽弁が開放し（D），心室がふたたび収縮するまで，拡張期充満が持続する．

図3-14　心内圧カーブ

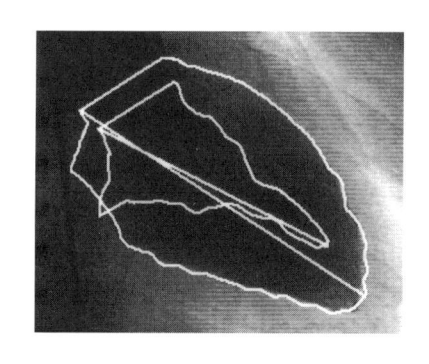

図3-15　左心室造影
　　　　外側の線は拡張期
　　　　内側の線は収縮期を示す

　この方法は循環器疾患の診断に基本的な方法となっていますが、ある程度は心臓あるいは血管に対する機械的損傷や造影剤に対するアレルギーなどの危険も伴う方法ですので、十分にこの方法に

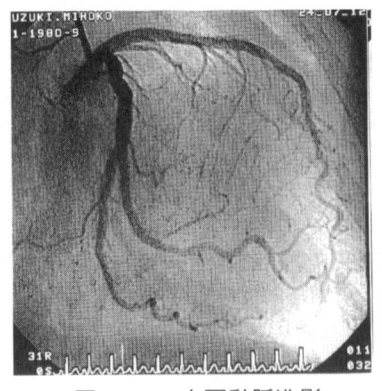

図3-16a　左冠動脈造影　　　図3-16b　右冠動脈造影

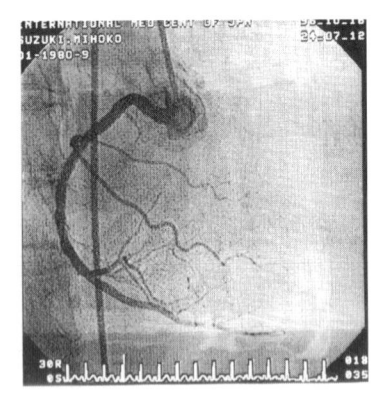

## 胸部エックス線CT

　心臓そのものの病気の時には、通常のCT撮影用の機械では、心臓が常に動いているため画像がボケて正確な情報を得るのは困難です。しかし、現在使われている機械でも大動脈瘤の診断とか心腔内の血栓の有無を知るためには役立ちます。最近は一度に何画面もの画像を短時間で記録してしまうCTの機械が出来てきました（MS-CT）。その機械を使って記録した後、コンピューターで画像処理をすると冠動脈の太い部分あたりは、概略分かるようになってきました（図3-17）。この方法については今後はさらに発展が期待されます。

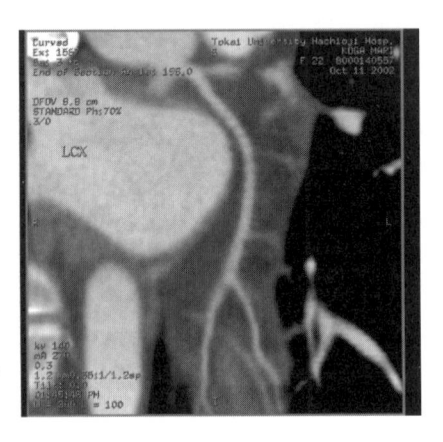

図3-17　MS-CT像
（マルチスライスCT）

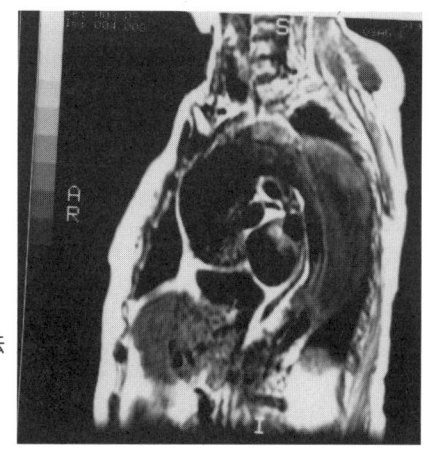

図3-18　磁気共鳴法

## 磁気共鳴法：MRI

　強い磁石を使って一種の断層写真を撮る方法です（図3-18）。この方法ではコンピューターを用いていろいろな断面で観察できるので便利です。心臓の中の血栓の証明とか、大動脈瘤の拡がり、瘤内の血流を示すのに役立ちます。この検査法は、その強い磁石によって人工ペースメーカーのプログラムが狂ってしまうので人工ペースメーカーを植え込んだ人たちには行えません。

## シンチグラム・PET

　寿命のすごく短いラジオアイソトープ（放射性同位元素）を用いて、心臓の筋肉内の血流の状態を調べたり、心臓の筋肉が心筋梗塞などで一部死んでしまっているかどうか、まだ生き返る可能性があるかどうかなどを調べるのに用いられます（図3-19）。そのほかに、心臓の血液の駆出量とか、駆出率を測定することもできます。
　同様の方法でPET（ポジトロン・エミッション・CT）という検査方法があります。この方法では心筋の代謝を見ることはできま

### 201Tℓ（タリウム201）負荷心筋シンチグラム

運動直後

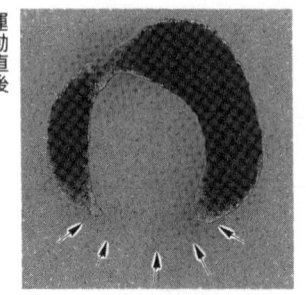

安静時

矢印のところに201Tℓの取り込みの低下が認められる。

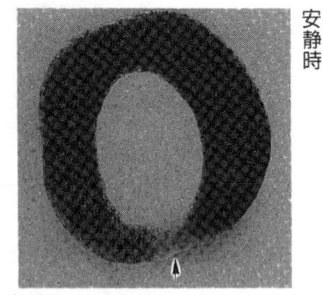

安静をとった後は、201Tℓの取り込みが回復している。

運動によって、心筋虚血が誘発される病変があること、つまり冠状動脈に著明な狭窄があることが示されている。
安静時のシンチグラムの矢印部分は、201Tℓの取り込みが回復しないため、陳旧性心筋梗塞の跡を示していると考えられる。

図3-19　心筋シンチグラム

すが、ごく限られた施設でしか検査できません。

## 採血をして行う検査

　血液学的検査は血球についての検査です。白血球が多いと炎症があることを示します。たとえば、心内膜炎、急性心筋梗塞などで増加します。赤血球数や血色素量が少ないと貧血のために心不全が起きることもあります。

　血清生化学的検査は、各種血清酵素などの変化によって急性心筋梗塞、心不全の診断・経過観察に役立ちます。また、心臓病の原因となっている糖尿病、高脂血症などの診断、あるいは、薬剤の副作用の診断にも役立ちます。腎機能を示す検査結果からは高血圧症の重症度、循環動態の悪化による臓器循環への影響、治療法の選択の適否などの判断ができます。血液凝固系の検査は抗凝固療法で用いる薬の量の調節の決定のために必要です。また血液培養により感染性心内膜炎の診断ができます。

# 第4章　心臓の具合の悪い時の症状

## 動　悸

　動悸とは胸がドキドキする感じを言います。心臓がふつうの早さで規則正しく拍っていると、心臓の動きを感じることはほとんどありません。心臓がふつうと変った動き方をすると、胸が踊る感じがしたり、のどがフッとつまった感じがしたりなど、いろいろな胸の異常を感じます。動悸は心臓の拍つ回数が増したり、心臓の収縮が強くなったり、不整脈があったりした時に感じます。心臓病でなくても、激しい運動をした時にも感じるわけです。心臓病では心臓が一回の拍動で拍ち出す血液量が少なくなるために拍つ回数を増やして心拍出量（一分間に心臓が全身へ拍ちだす血液量）を保とうとします。そのため動悸を生じやすくなります。
　また、心臓病では不整脈を生じやすくなります。心臓は一日約10万回も拍ちますが、正常の心拍だといちいち心臓が動いているのを感じません。しかし、不整脈の時には心臓はいつもと違った収縮のしかたをするので、それを動悸として感じます。たまには、脈がすごく遅くなった時にも動悸を感じることがあります。
　心不全の時には、心臓が数多く拍つのでドキドキした感じがし、それに息切れも伴います。うっ血性心不全の時には体に水分も多く溜まるので、体重もふえ、足にむくみが出たりして、動悸が心不全によるものと分ります。
　ドキドキするのが続いて神経過敏になり、しかも体重が減ってくることがあります。そのような時には甲状腺機能亢進症である可能性があります。青い顔をして脈が速くなり動悸がある場合に

は、強い貧血であることもあります。また、肺の病気の時には息切れとともに動悸を感じますが、心臓病でも同様な症状が出るために、どちらの病気か迷うことがあります。

　ドキドキした後で気を失うような不整脈もあり、このような時には人工ペースメーカーの植込みや植込み型除細動器の植込みが必要になることがあります。

　いずれにせよ、今までなかった動悸を感じたら、一応心臓がまともかどうか調べてみることをお勧めします。

## 息切れ

　心臓の病気、呼吸器の病気、貧血、腎臓病などいろいろな状態で息切れが生じてきます。心臓病では、左心室が十分に血液を拍出できなくなくなると、左心房と肺静脈に血液が溜まります。肺血管の中にある血液量が多くなるため、肺が固く重くなり空気も十分に肺胞に入らず、息切れを生じてきます。また、十分に血液に酸素を与えることが出来なくなります。このような時には心機能、呼吸機能、腎機能など鑑別診断に必要な検査をして診断を決定するとともに、動脈血の酸素や二酸化炭素濃度を測って重症度を確かめ治療方針を決定します。

## 胸の痛み

　心臓病とか大動脈の病気の時に胸が痛むことはよく知られていますが、そのほかにも肺や胸膜の疾患でも胸痛を生じて来ます（表4-1）。痛みを生じるような心臓の病気はかなり重い病気のことが多く、なるべく早く病院へ行って原因を調べてもらうことが大切です。狭心症では痛みというよりは絞めつけられる感じであることが多いのですが、心筋梗塞では激しい痛みであると訴えられ

表4-1 胸痛をきたすいろいろな病気

1）心臓疾患
　狭心症・心筋梗塞など虚血性心疾患、急性心膜・心筋炎、特発性心筋症、不整脈、僧帽弁逸脱症候群
2）大動脈疾患
　解離性大動脈瘤、胸部大動脈瘤
3）肺動脈疾患
　肺塞栓・梗塞、肺高血圧症（原発性、心疾患・肺疾患起因）
4）肺・胸膜疾患
　肺癌、肺炎、胸膜炎、自然気胸（肺塞栓・梗塞は胸膜痛もある）
5）縦隔洞疾患
　縦隔洞炎、縦隔洞気腫、縦隔腫瘍
6）食道疾患
　食道穿孔・裂傷、食道痙攣、逆流性食道炎
7）胸壁疾患
　皮膚（帯状疱疹、胸壁膿瘍）、乳房や胸壁筋疾患、肋間神経痛
8）肋骨・軟骨・脊椎疾患
　肋骨骨折、頸・胸椎症、脊柱関節炎、脊柱カリエス、癌転移、肩甲関節周囲炎
9）腹部臓器疾患
　胃・十二指腸潰瘍、胆石など肝・胆道など肝・胆道系疾患、膵炎など膵疾患、脾梗塞など脾疾患
10）心因性
　心臓神経症

ることがほとんどです。これらの痛みが顎とかのどとかに放散することもあります。また、時にはあまりの痛さに意識を失ったり、後でその時のことを思い出せないこともあります。

なお、狭心症の痛みはせいぜい10分～15分位しか続きません。30分以上痛みが続くようなら急性心筋梗塞を疑えと言われています。解離性大動脈瘤では大動脈が裂けるにつれて激しい痛みが移動して行くのが特徴です。心膜炎でも胸痛がありますが、これは呼吸によって痛みの強さが変化するのが特徴です。心臓ではありませんが、肺がひとりでにパンクする自然気胸や、肺動脈に血栓がつまる肺梗塞でも胸が痛みます。これらの病気を鑑別するためには、まず胸部エックス線写真、心電図と心エコー図の記録、胸部CTあるいは肺の血流ならびに換気シンチグラフィーを行い、必要に応じて採血による検査を加えます。

## むくみ（浮腫）

　心臓病や腎臓病でむくみが出ることはよく知られています。むくみは組織の中に過剰なリンパ液が溜まった状態です。もともと血管から栄養や酸素を含んだリンパ液が毛細血管にあいている小さな穴から漏れ出して組織に必要なものを供給する仕組みになっています。この血管から漏れ出すリンパ液と、リンパ管を通って血管に戻っていくリンパ液とのバランスが崩れ、血管から漏れ出すほうが多くなるとむくんでくることになります。うっ血性心不全ではからだにナトリウムと水が溜まり、それが血管の外にしみ出てむくんできます（心不全の章参照）。

　多くの場合、むくみが出て来て心不全に気付きます。腎臓病によるむくみは、まぶたもはれることで知られていますが、心不全の時に出るむくみは重力に従って地球に近いほうに出るのが特徴です。つまり立っていると、足、とくにむこうずねにむくみが生じやすく、寝ている人では脇腹とか内股、お尻の横、腕の後側など柔らかい所に生じてきます。

　むくみの見つけ方は、むこうずねを、下にある骨に向けて親指

で強く、暫くじっと押しつけていると指の下の組織に含まれている水が移動して、押したあとに凹みを残します。脇腹などは皮下脂肪組織のようにみえるところを、しばらく力をいれながらつまんでいると、指の間の組織から水がスウッと抜けていくのが分ります。

体に余分な水がさらに沢山溜まってしまった時には、むくみのように体の外から分るものだけではなく胸水、腹水、心のう水など全身至る所に水が溜まってきます。これらの貯留した水は胸部エックス線写真、心エコー、腹部エコーで確かめることができます。また肺水腫といって肺の中に水が溜まって呼吸が十分に出来なくなってしまう状態もあります。このような時には平らに寝ていられなくなり座りこんでしまうようになります。この状態を起坐呼吸と言います。

むくみの原因としては、心不全の他にも腎臓病、肝臓病などがあり、甲状腺機能低下症でも特殊なむくみ状の所見を呈してきます。したがって、診断確定のためには、これらの病気の鑑別も必要です。

治療はまず食塩制限と飲水制限をすることが原則です。次いで、利尿薬で腎臓から水を捨てることと、強心薬で心臓の力を増して腎臓へ沢山血液を送れるようにして腎臓から水をろ過しやすくします。うまく腎臓から水が捨てられると次第にいろいろな症状が軽くなり、体は楽になっていきます。しかし、基本的には心不全の原因となった疾患の治療も必要です。

## チアノーゼ

日本語では青色症といいます。正常では肺で赤血球内のヘモグロビンに酸素が結びついて酸化ヘモグロビンになり赤い色になります。毛細血管では酸化ヘモグロビンは酸素を組織に与え、代わ

りに代謝で生じた二酸化炭素と結びついて還元ヘモグロビンになります。静脈血は還元ヘモグロビンの多い血液で黒っぽい色になっています。チアノーゼは組織を流れている血液の還元ヘモグロビンの量が100ミリリットル中5グラムをこえると生じてきます。

心臓の中に先天的に孔が開いていて、そこを通って静脈血が動脈側に流れ込むような時には、顔や手足などにチアノーゼを生じます。また、先天性心疾患がなくとも心臓のポンプ作用が著明に低下して、末梢の循環が悪くなる心不全時にも全身にチアノーゼを生じます。

## 腹部膨満感など腹部症状

心不全が生じると、心臓が静脈血を十分に汲み上げられなくなるため、静脈系にうっ血を生じます。そうすると腹部の臓器に静脈血がうっ滞して肝臓が腫大したり、消化管がむくんで消化が悪くなったりして、腹部膨満感とか食欲低下が見られるようになります。劇症型の心筋炎など急激に著明な心機能の低下があるときには、うっ血による肝臓の腫脹が急激におこるため、強い腹痛を生じることもあり、消化器の病気かと勘違いして消化器科に受診することもあります。

## めまい

めまいについての日本語は少々不備で、フラフラとするめまいと、グルグルまわるめまいとどちらも同じ言葉で表現します。グルグル回る方のめまいは、内耳の病気で生じます。心臓病の時に生じるめまいはフラフラする方のめまいで、血圧の低下や、脈のみだれのために脳に流れる血液が減って、そのため脳貧血となりフラフラするものです。

代表的なものは、脈がゆっくりとなりすぎる徐脈性の不整脈です。完全房室ブロックと言われる状態では数秒間心臓が動かないこともあり、フラフラするどころか失神してしまうこともあり危険です。フラフラするめまいがした時には、まず脈を触れてみるのが一番手っ取り早い診断法です。そのためには、普段も時々脈を触れてみているのがいいでしょう。もし脈がゆっくり過ぎたり、乱れているようでしたら不整脈によるめまいの可能性が高いので、心電図で不整脈の性質をよく調べてもらうことが大切です。

　まれには、ノリのきいたワイシャツの衿が首にこすれて頸動脈にある圧受容体を刺激して徐脈を生じて、めまいや失神を起こすことがあります。また、排尿をしている時に反射で徐脈となり失神してしまうこともあります。この様な時には衿のノリはあまりきかせないとか、膀胱が一杯になるまで尿を貯めないようにしましょう。

# 第5章　不整脈とその他の心電図異常

　胸がドキドキするとか定期検診で心電図に異常があると指摘されたために診察を受けにこられる方が大勢おられます。胸がドキドキすることを動悸と言います（動悸の章参照）。動悸のほとんどは不整脈が原因です。不整脈は文字どうり脈が乱れていることが主なわけですが、医学上の定義としてはもう少し違った状態もふくめてやや広い範囲となっています。つまり、脈が乱れていないで、一定の間隔で脈がうっていても、脈の数が早すぎるとき、遅すぎるとき、脈の乱れもなく数も正常であっても心臓を電気的に興奮させる刺激の発生部位が正常でないとき、刺激は正しい部位から生じていても、刺激が伝わる経路が正常でないときなど広い範囲を不整脈にふくめています。

　症状としては動悸のほか、一瞬のどがつまった感じがする、ふらっとする、意識を失う、意識を失い痙攣を伴うなどいろいろの程度の症状があります。自分で脈を触れてみると、ポコッと脈がひとつ抜けたり、すごく早くて脈の数を数えることが出来なかったり、ゆっくりしすぎていたり、脈が乱れて一定の間隔では触れないことなどがあったりします。

　一番多い不整脈は特に原因となる心臓の異常もなく元気にしている人に生じてくるもので危険のないものです。その他の原因としては先天性心疾患、弁膜症、虚血性心疾患、心筋症、心筋炎、Ｗ－Ｐ－Ｗ症候群を含む刺激伝導異常など、心疾患に基づくものと、貧血、甲状腺機能亢進症、高カリウム血症など血清電解質異常、薬物など心臓以外の病気によるものとがあります。

　診断としては、脈の間隔が乱れるときには、脈を診たり心臓の

第5章　不整脈とその他の心電図異常

聴診をすることのより脈の不整に気付きますが、刺激発生異常とか、刺激伝導異常は心電図を記録して初めてその存在が分ります。いずれにしろ心電図は心疾患の診療に欠かせない検査法であり、かならず記録するので、その時に不整脈に気付かれることがしばしばあります。

　不整脈が常に一定の割合で生じている場合には、心電図に記録するのは容易ですが、普通は不整脈の出現はきまぐれで、なかなか思うように記録できません。そんな時にはホルター心電計（24時間心電図あるいは長時間記録心電図）を使って不整脈の記録を試みます。しかし、24時間記録しても、運悪くその間に目的とする不整脈が出ないこともしばしばあります。入院してずっと心電図モニターをすることによって、ようやく診断がつく場合もあり、診断には忍耐が必要です。

　ここでは、不整脈のうちで認められることが多いもの、危険なもの、検診などでよく指摘される心電図異常について述べます。

　なお、正常の心電図は図3-4,3-5に示してありますので参照して下さい。

## 上室性期外収縮（図5-1）

　心房から始まる不整脈で散発するものから頻発するものまでありますが、生命に対しての危険性はあまりありません。この不整脈の散発は多くの人で認められます。疲労、寝不足、酒の飲み過ぎ、緊張などいろいろな状況で出現します。時々頻発したり連発したりすることもあり、頻発、連発に続いて心房細動に移行してしまうこともあります。

　たいていは、十分に休養することなどでおさまりますが、あまりに頻発する場合には、心房細動への移行を予防するため、薬による治療を行うこともあります。

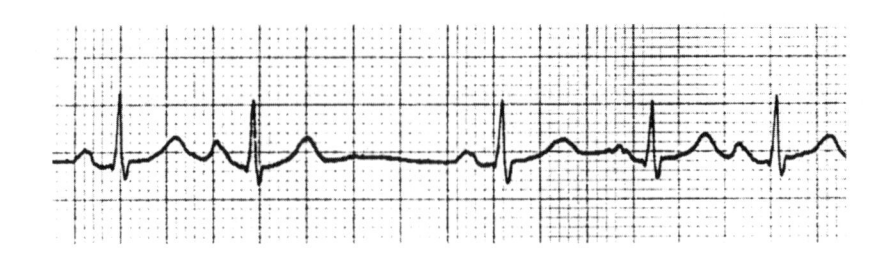

図5-1　上室性不整脈

## 心房細動（図5-2）

　心房の筋肉が部分部分でそれぞれ勝手に興奮して収縮している状態で、心房が一つの袋として収縮できず、血液を心房収縮によっては駆出出来なくなっている状態です（図5-2）。一般的には動脈硬化性の心臓病、弁膜症、先天性の心臓病、甲状腺機能亢進症あるいは脱水などが原因になります。
　心房細動になったために、心室が非常に早く拍つ場合がありますが、その場合には心不全を生じてくることもあります。頻拍でないときには心房細動になっただけでは、さほど心臓のポンプ機能は低下せず、通常の日常活動は可能であることが普通です。むしろ問題は、心房の中で血液が淀むため心房の中で血液が固まり血栓を生じてくることです。左心房にある血栓がはがれて血流に乗って流れて行くと、全身のどこの動脈にでもつまってしまう可能性があります。脳動脈につまれば脳塞栓を起こして麻痺などを生じ、下肢の動脈につまれば下肢の壊死を生じて切断せざるを得

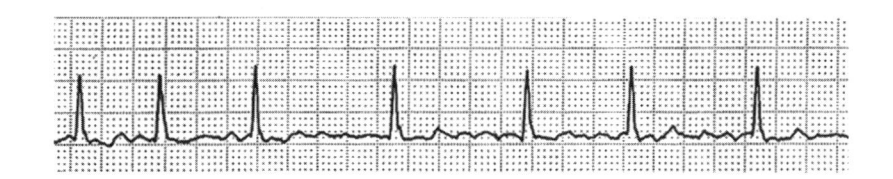

第5章　不整脈とその他の心電図異常

図5-2　心房細動

なくなる場合もあります。

　治療としては、最近心房細動になったか、心房細動を繰り返しているけれどもそれほど発作回数が多くない場合には、種々の薬か電気的除細動（電気ショック）により整脈に戻そうと試みますが、長期にわたって心房細動が続いている場合には除細動に成功する可能性は低くなり、たいていは心房細動に固定されます。心房細動の時に心室が早く拍つ場合には、ジギタリスなどの薬を用いて心拍数を抑えます。心拍数のコントロールがよければ心機能はさほど低下しません。ただ、そのような場合でも血栓の出来る可能性は十分にあるため、血栓予防にアスピリン、チクロピジンあるいはワルファリンといった血液を固まりにくくする薬を継続的に使います。

## 心房粗動 (図5-3)

　心房が細動よりはゆっくり、とはいうものの1分間に300回以上のレートで興奮している状態です。もし、この心房の興奮のすべてに心室が反応した時には、すさまじく早く心室が収縮を繰り返すことになり、たちまち心臓はくたびれてしまいます。したがって、なんとか早く治療しなければなりません。
　心房粗動になったばかりのうちは粗動を解除するのは割合に難しくありませんが、長期間続いている場合には治療が難しくなります。薬で頻拍にならないように治療しますが、最近はカテーテル・アブレーションといって心房の中の頻拍の原因になっている刺激伝導系を熱で破壊してしまって治療を行なうことも盛んになりました。カテーテル・アブレーションが成功した場合には、その後は原則的には薬による治療が不必要になります。

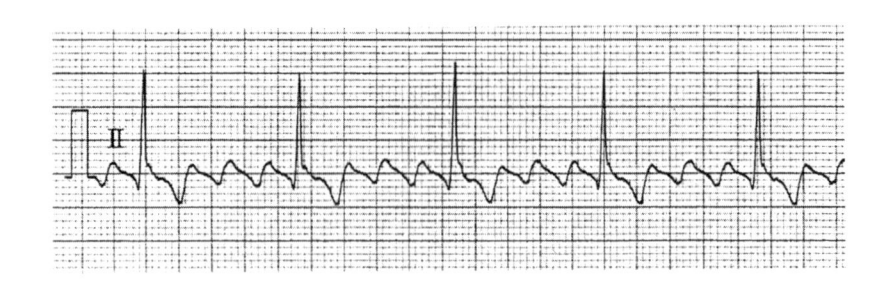

図5-3　心房粗動

## 発作性上室頻拍（図5-4）

　突然心房性の頻拍が生じる発作で何時何分何秒から始まり、何時何分何秒に止まったということが分かるぐらいに、始まりと終わりが明瞭な頻拍発作です。原因としては先天的にある刺激伝導系の異常ルートを通って電気的興奮がぐるぐると回転するか、後天的に機能障害が起きた刺激伝導ルートと正常なルートの間での電気的興奮の回転かによって生じます。

　その異常ルートをカテーテル・アブレーションといってカテー

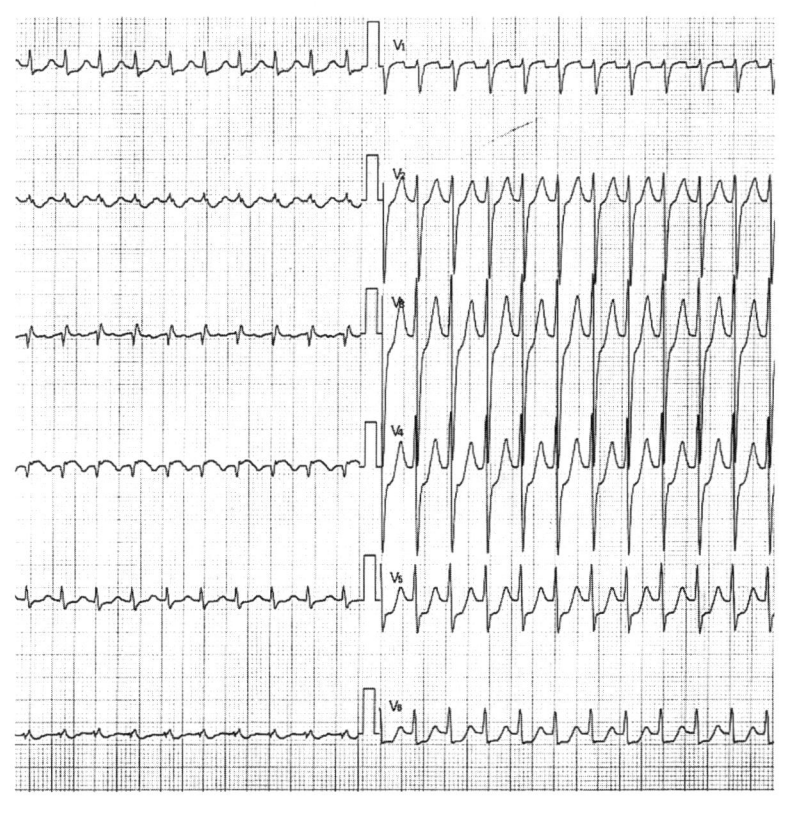

図5-4　発作性上室性頻拍

テルを用いて焼灼してしまえば完全な治療も可能です。その方法が取れないときは、頸動脈洞のマッサージとか抗不整脈薬の注射で治療します。後で述べる早期興奮症候群は、この不整脈を起こすため最近は頻拍発作を生じる前でもカテーテル・アブレーションで治療してしまうこともあります。

## 房室ブロック（図5-5）

　心房からの電気的興奮が心室に伝わる段階での伝導障害で第1度から第3度に分類します。
　第1度の房室ブロックは心房から心室への伝導時間（PR時間）が延びますが、必ず伝わるものをいいます（図5-5a）。第2度の房室ブロックは、心房の興奮はだいたい心室に伝わりますが、時々伝わらないことがある場合をいいます。第2度房室ブロックは2種類に分類され、一つは心房から心室への伝導時間が徐々に延びて、ついには伝わらなくなるけれども一回休むと伝導が復活して伝わるようになることを繰り返すウエンケバッハ・タイプ（図5-5b）であり、もう一つは普通に房室伝導が行われているのに突然房室伝導が途切れるけれども、ふたたび普通の伝導にもどるモービッ

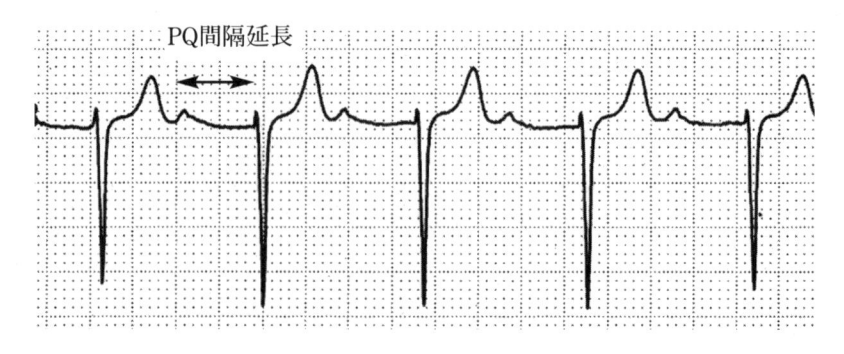

図5-5-a　第1度房室ブロック

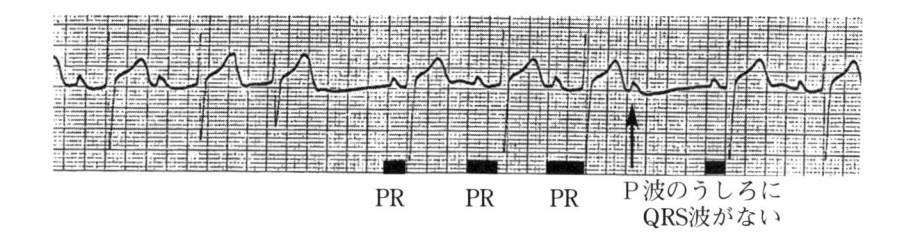

PR　PR　PR　P波のうしろに
　　　　　　　QRS波がない

図5-5-b　ウエンケバッハ型第2度ブロック

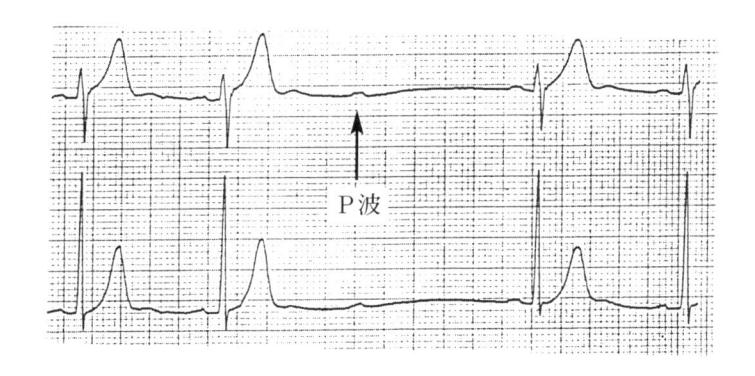

P波

図5-5-c　モービッツ型第2度ブロック（矢印のP波の後にQRS波がない）

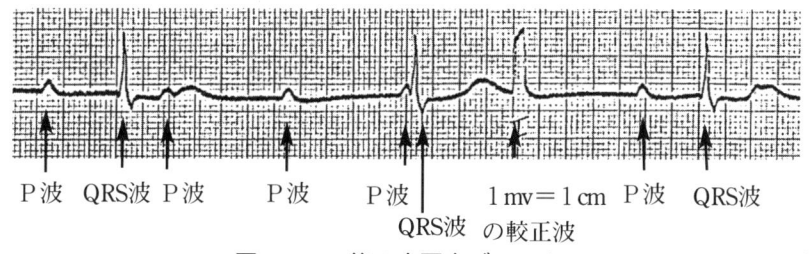

P波　QRS波　P波　　P波　　P波　　1mv＝1cm　P波　QRS波
　　　　　　　　　　　　　　QRS波　の較正波
図5-5-d　第3度房室ブロック

ツ2型です（図5-5c）。後者の方が重症です。
　第3度の房室ブロックは心房の興奮が全く心室に伝わらなくなり、心房心室がそれぞれ独立して興奮している状態です（図5-5d）。

心室そのものが自分自身のリズムで興奮する頻度はすごくゆっくりなので、往々にして全身に十分な血液を送り出すことが出来なくなります。人工ペースメーカーの植込みを行うのは、主としてこの第3度の房室ブロックの場合です。

## 脚ブロック

心室の中にある刺激伝導系は右心室への枝と左心室への枝へと2つに分れます。右心室への枝を右脚、左心室への枝を左脚と呼びます。この、左右の枝への刺激の伝導が障害されたものを右脚ブロックあるいは左脚ブロックといいます。ブロックはさらにその程度により完全と不完全に分類します。

右脚ブロックはしばしば病気でない人でも認められます（図5-6a）。とくに、不完全右脚ブロックは一般の人の5〜10％で認められるので、ほとんど病気の内に入りません。ただ、心房中隔欠損症などの先天性心疾患では、診断の一つの論拠になることがあります。

左脚ブロックは多くの場合、急に血圧が上がった時、左心室の虚血が起きた時などに生じるので、右脚ブロックに較べると、より慎重な見方が必要です（図5-6b）。

右脚ブロック型のQRSに続くST波が上昇しているBrugada型心電

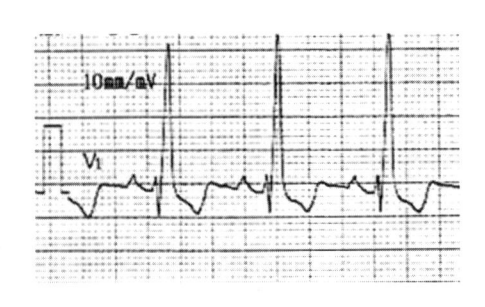

図5-6-a　完全右脚ブロック

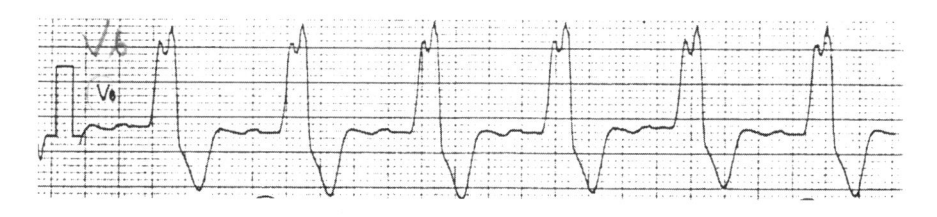

図5-6-b　完全左脚ブロック

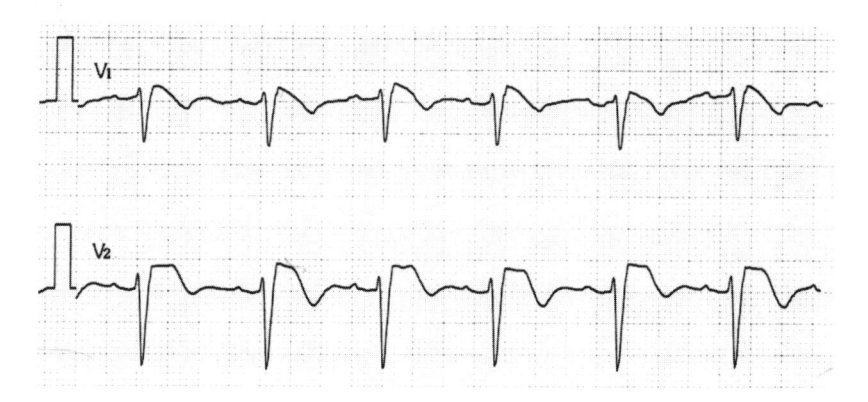

図5-6-c　Brugada型右脚ブロック
（右脚ブロックパターンのQRS波に続くST波が上昇している）

図（図5-6ｃ）を示す人たちは、かなりの確率で心室細動を生じて突然死することで知られています。植込み式除細動器が有効ですが、すべての人が心室細動を起こすわけでもないので、植込みの適応を決めることが困難です。

## 心室性期外収縮

　正常では洞房結節から出る心臓収縮の刺激が、心室から出てしまうための不整脈です。図に示すように正常のパターンに較べて

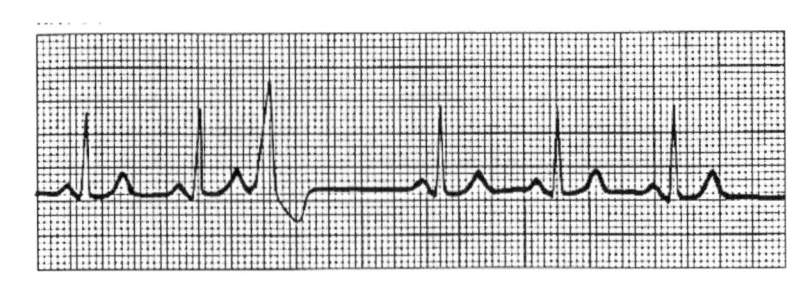

図5-7-a　単発性心室性期外収縮

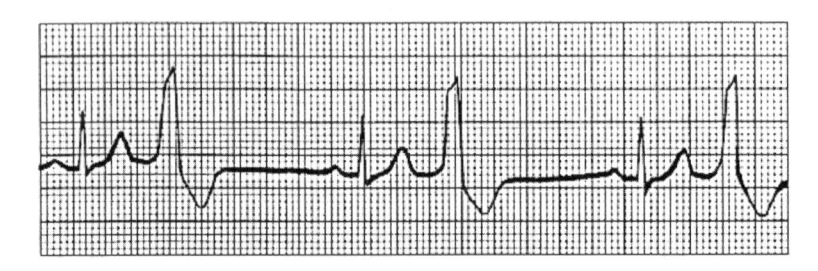

図5-7-b　心室性期外収縮二段脈

幅の広いオバケのような形をしています（図5-7a）。心室の興奮から始まる心電図なので期外収縮の前には心房の興奮を示すＰ波が認められません。心臓にとくに病気がない限りポツンポツンと一分間に数回出るくらいでは危険もなく普通は放置します。

　これは、心室性の不整脈に限ったことではありませんが、不整脈に対する治療薬にはかなり副作用があり、どんな場合でも、使う時には十分な注意が必要です。心筋梗塞を起こした患者さんの不整脈を、いろいろな抗不整脈薬で治療したら、かえってその患者さんたちの死亡率を高くしてしまったという報告がアメリカから発表され、世界中の医者が驚いたことがあります。そんな訳で、出現している不整脈が危険なものであるか、危険な不整脈でないけれども、自覚症状が強くて患者さんが恐怖を感じている時など

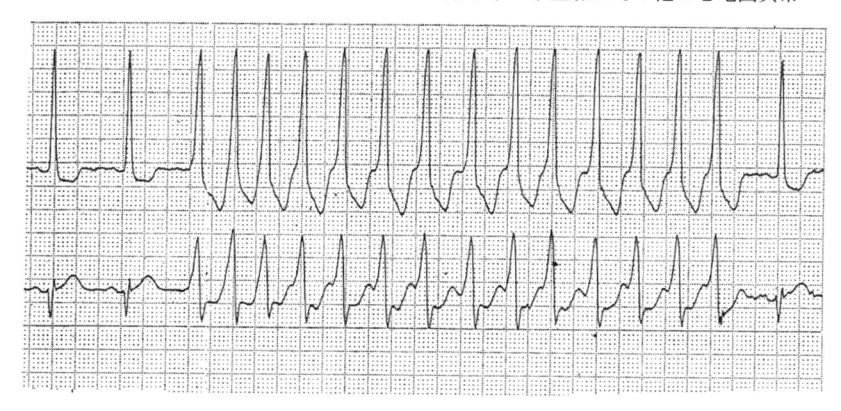

図5-8　心室頻拍

に限って、副作用に注意しながら抗不整脈薬を使います。
　不整脈が沢山でるパターンとしては二段脈（図5-7ｂ：正常波形と期外収縮がひとつおきに反復）や三段脈（正常波形2に期外収縮1の反復）などとよばれるものがあります。
　これは、シャックリが一度出始めると、一定時間続く傾向があるのと同様に、不整脈が反復する現象がしばしば認められます。この場合の不整脈の発生頻度は当然増しますが、とくに危険性が高くなるわけではありません。これと違って心室性の期外収縮が幾つも連発することがあります。この場合には基礎心疾患、心機能の状態によっては治療したほうが良いこともあるので、循環器の専門医に判断を任せるほうが良いでしょう。心室性期外収縮がさらに進んで重症になったものが心室頻拍（図5-8）や心室細動（図5-9）です。

## 心室頻拍（図5-8）

　心室性の期外収縮が連発するもので持続性と非持続性とがあり

ます。独りでに一定時間後には整脈に戻るものは、あまり危険性は高くないとされます。しかし、多くの場合心筋梗塞に続いて出現するとか、重症心不全の時に生じたりするため心不全の発生とか悪化に結びつくことも考えられ、念の為に薬による治療を加えることもしばしば行なわれます。持続性でなく基礎心疾患もない場合には、ほとんどの場合そのまま経過の観察のみとします。持続性の場合には、さらに重篤な不整脈に進行する可能性が高く、治療することが必要です。

## 心室細動 (図5-9)

この状態では心筋細胞がそれぞれ勝手に興奮して動くため、心室はひとつの袋として収縮できず心臓からの血液の駆出は停止してしまうため、心臓が止まったと同然の状態になります。15秒も続けば意識も失い、さらに続けば死に至るもので、とても危険です。心筋梗塞の突然死の原因になることが多く、電気的除細動しか有効ではありません。手元に除細動器がない場合にも人工呼吸と体外的心マッサージをしつつ電気的除細動が出来るようになるまで循環を保ち、電気的除細動が出来る所に搬送します。

このような発作を繰り返す人には、最近は植込み型の除細動器

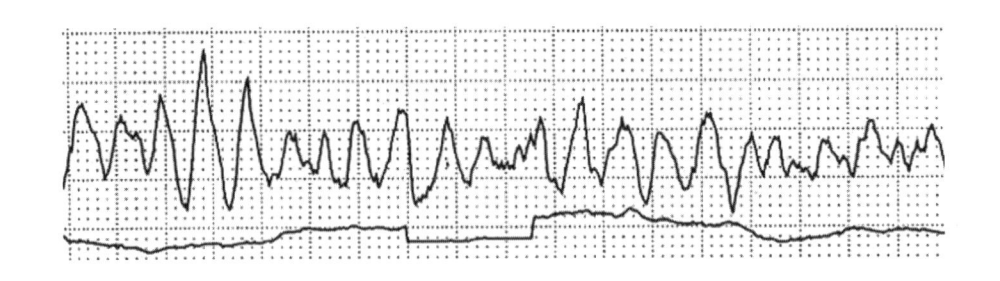

図5-9　心室細動

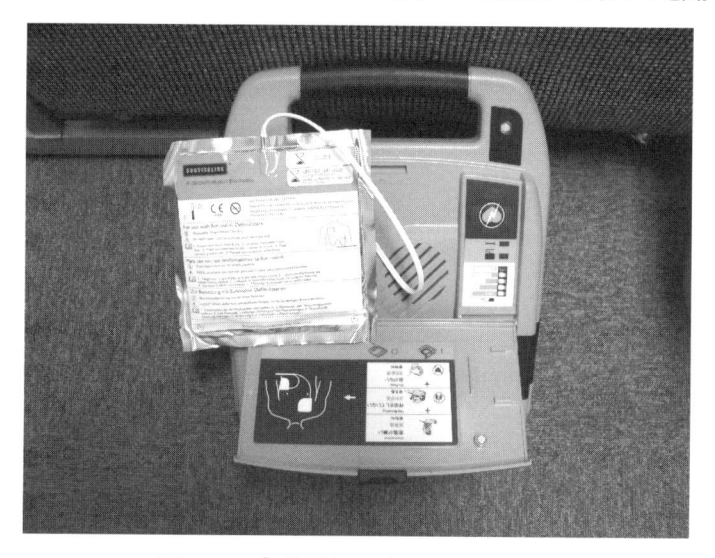

第5章　不整脈とその他の心電図異常

図5-10　自動電気的除細動装置（AED）

（ICD）がかなり用いられるようになってきています。また、一刻も早く除細動する必要があるため自動電気的除細動装置（AED）（図5-10）を救急救命士、場合によっては訓練を受けた人たち（航空機の客室乗務員など）が使用できるようにする方向にあります。心臓性突然死の多いアメリカでは空港など公共的な施設、航空機などには設置することが義務付けられています。

## 早期興奮症候群

心臓の中に通常ある刺激伝導系だけではなく、正常よりは異常に早く刺激を伝えてしまう組織があることがあります。そこを興奮が伝わることによって頻拍発作が起きてしまうことがあります。W－P－W症候群（図5-11）とかL－G－L症候群などと呼ばれるものがそうです。この頻拍発作は、多くの場合、この異常な刺激伝導路をカテーテルテクニック（カテーテル・アブレーション）

—65—

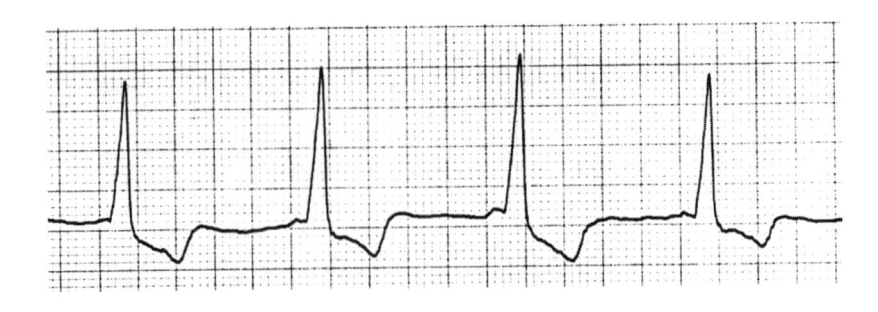

図5-11　W-P-W症候群（P波にすぐ続いてQRS波が始まる）

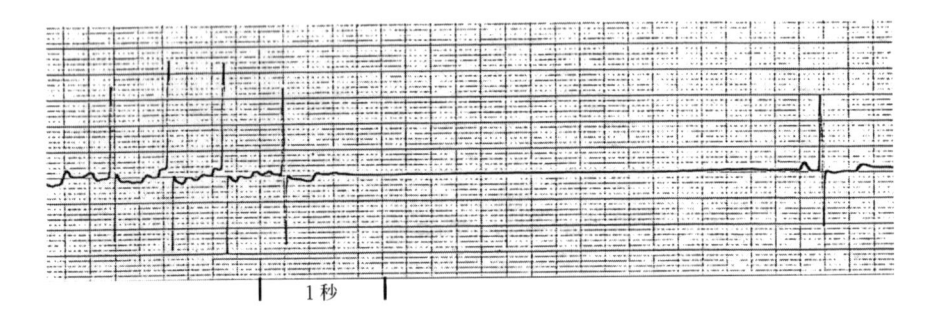

1秒

図5-12　洞機能異常症候群（徐脈頻脈症候群）頻脈の後で
R-R間隔が異常に長くなる。

を用いて焼き切ってしまうことで治療することができます。

## 洞機能異常症候群

　刺激伝導系が次第に侵されていく病気で多彩な不整脈が現れます。洞結節からの刺激発生の異常から始まることも、心房細動から始まることもあります。脈が異常に速くなることも、異常に遅くなることもあり、その両者が現れる徐脈頻脈症候群と呼ばれるものもあります（図5-12）。頻脈の治療は薬を用いますが、徐脈がひどい時には人工ペースメーカーの植込みをします。

## 自律神経と不整脈

　素敵な美人を見て胸がときめくと、そのとたんにすごい動悸が始まり病院で治療を受けないと治らない患者さんがいました。これは交感神経が刺激されて心房からの不整脈が生じたものでした。また、2001年9月11日にアメリカで同時多発テロが発生しました。その後の一ヶ月間、ニューヨーク市の心疾患患者について致死的な不整脈の発生率は2倍以上になっていたと米国心臓協会の学術会議で報告されました。

　このような時には種々の不整脈が出やすいものです。また、すでにある不整脈がより酷くなることがあります。

　感情が激した時には不整脈も酷くなることを示した犬の実験があります。犬の心臓に電気刺激を与えて不整脈を生じさせる実験です。一頭だけでゆったりと餌を食べている時に心臓に電気的刺激を加えても一つの刺激に対し一つの不整脈が生じるだけで危険な不整脈にはなりません。しかし、鎖でつながれた犬の鼻先で、その犬の口が届かないところに餌をおいて、他の犬にその餌を食べさせると犬は頭にきて猛烈に興奮します。その時に、その犬の心臓に前と同じ電気刺激を一回加えると不整脈が連発しとても危険な不整脈になってしまいました。この実験で感情が心臓のリズムにとても大きな影響を与えることが分ります。

　感情があまり穏やか過ぎるのも痴呆のもとかもしれませんが、興奮するのもほどほどにしたほうが心臓には良いようです。

# 第6章 人工ペースメーカー・植込み式除細動器

　心臓は血液を十分に拍出し、しかも、心臓自身がくたびれないような一定の範囲の回数で拍動することが必要です。つまり心拍数が多すぎるのも、少なすぎるのもいけません。完全房室ブロックのように心拍数が一分間に40回を大きく下回って、失神するなど意識障害をおこしてくるときには人工的に心拍数を増やす必要があります。

　また、洞機能異常症候群（徐脈頻脈症候群）で150／分もの頻脈になった直後に30／分などの徐脈になるなどのケースでは、頻脈を抑える薬を使うと、頻脈はよくなっても徐脈がよりひどくなってしまうことがあります。このような人達に人工ペースメーカーの植込みを行います。ペースメーカー本体（パルスジェネレーター）は現在では約30グラムと非常に小さく、あまり植込んだ人達の負担にはならなくなってきています（図6-1）。

　ふつうは、胸の上のほうの皮膚を数センチ切開し、そこにある静脈から上大静脈を経由して右心房さらに右心室までカテーテル電極を進めます。場合によっては右心室と右心房の両方にそれぞれ一本ずつ電極を挿入します。ジェネレーターは胸の筋肉の所にポケット状のすきまをつくり、そこに入れます（図6-2）。電極が心腔内の適当な位置から動いてしまわないように、術後数日から一週間ほどペースメーカーを入れた側の腕の動きを控えるようにします。その後はペースメーカーが発生する電気刺激の電圧や電流、その持続時間を時々チェックしながら電気刺激の条件を微調整し

第6章　人工ペースメーカー・植込み式除細動器

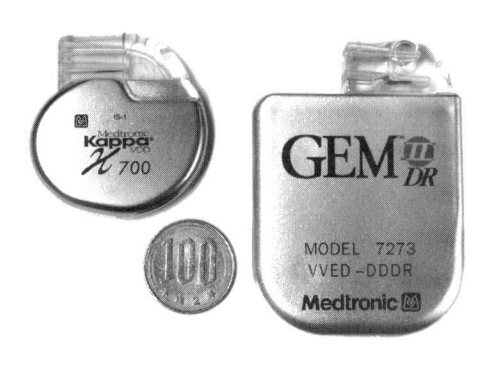

図6-1　人工ペースメーカーと植込み式除細動器

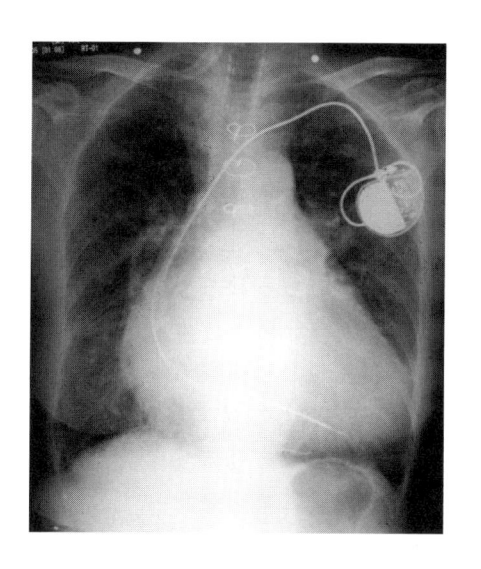

図6-2　人工ペースメーカーを植込んだ人の胸部エックス線写真

ていきます。最近では使い方にもよりますが、8年から10年位電池が保つようになっています。

　人工ペースメーカーの植込みが簡単に出来るようになって、徐脈の人達もいろいろな活動が不安なく安全に出来るようになってきました。

　最近になって日常生活時にさらされる磁気がペースメーカーへ与える影響（電磁干渉）が問題となってきました。一定の条件の電位が体の外から加わると、ペースメーカーは自分の心臓が興奮したものと、つまり収縮したものと間違い、パルスを出さないことになります。また、ペースメーカーの刺激の条件の設定は磁石を用いて行なうのが普通で、そのため外界の磁場の影響でペースメーカーの刺激発生のプログラム内容が変更されてしまう可能性がありま

す。外部から流入する電流としては電気製品の漏電、低周波治療器、中国ハリ、電気メス、電気除細動器などがあります。

　外部からの磁界としては磁気共鳴法による検査（MRI）、電磁調理器、電気ドリルなどですが、最近一番問題となっているのは携帯電話です。ペースメーカーの中には電話程度では影響を受けなくした製品も出てきているようですが、まだ、携帯電話の送信方式も様々のようで、影響を受ける可能性は残っており注意するにこしたことはありません。携帯電話を使うときは、ジェネレーターを植込んだ場所から22センチメートル以上の距離をおくように勧められています。電子レンジは強力な高周波（超短波）を発する調理器で、この電波によってペースメーカーの動作が影響を受ける可能性があると言われています。一応ペースメーカーは高周波に対して保護されていますが、ペースメーカーを植込んだ患者さんは電子レンジには近づかないほうが無難のようです。なお、電磁調理器は禁忌とされています。

　家庭内では交流電源を用いる洗濯機、冷蔵庫などアースを取るべきものは必ずアースをつけるようにします。電気毛布も導電布で作った電気毛布カバーで覆い、アースを取ることが勧められています。また、一部の会社で、効果については未知数ですが磁気をカットする布を用いた下着を販売しているところがあります。

　国際テロが横行するようになって、あちらこちらで安全のために金属探知器が用いられていますが、ペースメーカーや植え込み型除細動器（ICD）を装着している人でも、一般的な空港の金属探知機を通過しても問題はないと報告されています。現状ではICD使用患者は金属探知器のゲートを通る義務はありませんが、もしゲートを通ったとしても患者の健康や器具に害をもたらすことはないとされています。

　最近話題のリニアモーターカーの場合はどのような影響が出るのか、まだ明瞭ではありませんが、静磁界では固定レートになる

第6章　人工ペースメーカー・植込み式除細動器

可能性があります。磁気共鳴装置も同様な影響を与える可能性があります。

## 植込み型除細動器（ICD）

　心室細動や心室粗動は、直ちに電気ショックを与えて治療をする必要があります。そのため、最近では人工ペースメーカーと同様に植え込んでしまう除細動器が用いられます（図6-3）。この器械は心室細動や心室粗動を生じたときには自動的にそれを検知して、電気ショックを与えるようになっています。外国ではこの機器の植え込みにより心室細動による突然死はかなり減少したと報告されています。わが国においても次第に用いられるようになってきています。現在のところ、大電流を流す為のコンデンサー、電池などによりかなりサイズが大きくて重いのが、やや難点です。また、作動時には患者さんは突然電気ショックが加わるので驚いてしまいます。しかし、命には代えられないので、止むをえないところです。

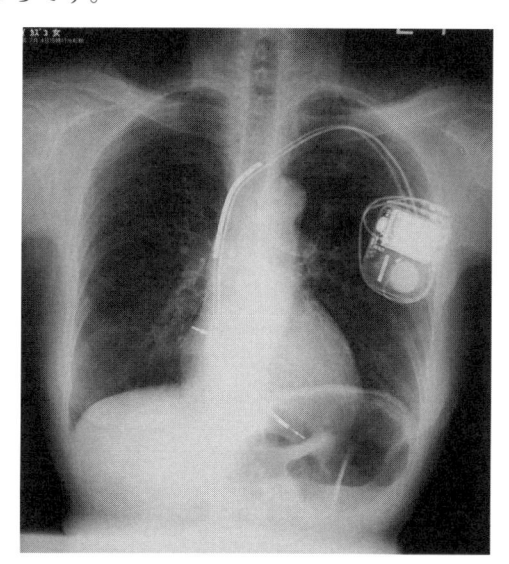

図6-3　植込み式除細動器を植込んだ人の胸部エックス線写真。人工ペースメーカーに較べて大きい。

# 第 7 章　高血圧

　高血圧は本来は心臓病ではなく、食塩の摂りすぎによる体液量の増加、末梢の動脈の血管抵抗の増大、心臓の収縮を高めたり血管を収縮させたりするホルモンあるいは血管作動性物質の過剰な分泌などによって、やむなく心臓が強く収縮せざるを得なくさせられている状態で、その状態が続くと心臓では心筋の肥大、動脈の内圧の上昇により動脈硬化症、虚血性心疾患などの心・血管疾患を生じてくるものです。
　心筋肥大が著明になってくると、心筋に十分に酸素も行き渡らなくなり収縮力も低下して左心不全をおこしてきたりします。典型的なものとしては夜間に生じる呼吸困難発作があります。
　血圧が高いと、血流が動脈の壁に強くぶつかることになるので、血管の内側の細胞が傷害され、細胞が剥げてしまった動脈の壁にコレステロールがしみこんで動脈硬化を生じたり、時によっては、血流により大動脈が裂けてしまい、解離性大動脈瘤を生じたりします。
　動脈硬化性病変が心臓に分布している冠動脈に生じると、狭心症あるいは心筋梗塞を惹き起こします。心筋梗塞では突然死も多々ありますが、死に至らなくても心臓の収縮力が著明に低下して心不全を生じたり、不整脈を生じたりします。高血圧は心臓以外にも脳梗塞や脳出血、腎機能障害、眼底出血なども生じて来ます。

## 高血圧の定義

　血圧が高いと判断するためにはその判定基準となる数値が必要です。現在治療の対象とするのはおよそ収縮期血圧140mmHg／拡張期血圧90mmHgのどちらか、あるいは両方を超えた場合とするのが一般的です。なぜはっきりとした一定の数値が世界中で用いられないのだろうかと疑問を持たれる方もいられると思います。近年、健康保険による診療ではまだ認められていませんが、長時間にわたって血圧を測定する器械が臨床上かなり用いられています。

　その結果によると、血圧の高値を示す人でも一日中同じ血圧を示している訳ではなく、変動を示すのが普通です。たまたま外来で一回血圧を測ったら高かったというだけでは、本当に高血圧であるのかどうかは分りません。有名なのは白衣高血圧と呼ばれるもので、診察室に入ると血圧が上がってしまう人がいます。こういう人では、診察室から出ると血圧は正常値にさっと戻ってしまいます。また、会社で働いている間だけ血圧が高く、退社するとすぐに血圧が下がる人もいます。起床時だけ高い人、目が覚めている間は高く、眠って暫く経つと正常値になる人などまちまちです。また、覚醒時も睡眠時もずーっと高い血圧を示す人もいます。

　したがって、よほど血圧が高い人を除いて、あせらずに血圧変動の本当の状態を把握した上で治療計画を立てるべきと思われます。

　一応、高血圧治療の基準として用いられるわが国の基準（日本高血圧学会）を示します（表7-1）。これとても固定されたものではなく、次第に変化していく途上の数値と捉えるのが適当でしょう。ただ、それぞれの数値は次第に低い方へと改定されていくので、この数値以下というふうに考えて下さい。

表7-1 成人における血圧の分類

| 分類 | 収縮期血圧 (mmHg) | | 拡張期血圧 (mmHg) |
|---|---|---|---|
| 至適血圧 | ＜120 | かつ | ＜80 |
| 正常血圧 | ＜130 | かつ | ＜85 |
| 正常高値血圧 | 130～139 | 又は | 85～89 |
| 軽症高血圧 | 140～159 | 又は | 90～99 |
| 中等症高血圧 | 160～179 | 又は | 100～109 |
| 重症高血圧 | ≧180 | 又は | ≧110 |
| 収縮期高血圧 | ≧140 | かつ | ＜90 |

表7-2 二次性高血圧の原因疾患

I. 本態性高血圧
II. 二次性高血圧
  A. 腎性高血圧
    1) 腎実質性高血圧
       急性・慢性糸球体腎炎, 腎盂腎炎, 糖尿病性腎症, 痛風腎, アミロイド腎, 多発性嚢胞腎, 水腎症, 腎腫瘍, 膠原病 (SLE, 強皮症, 結節性動脈周囲炎)
    2) 腎血管性高血圧
       繊維筋性異形成, 腎動脈硬化, 大動脈炎症候群
    3) レニン産性腫瘍
    4) Liddle 症候群
    5) 外傷 (腎周囲血腫, 腎動脈血栓, 腎動脈解離)
  B. 内分泌性高血圧
    1) 末端肥大症
    2) 下垂体性 Cushing 病
    3) 甲状腺機能亢進症, 低下症
    4) 副腎皮質性
       原発性アルドステロン症 (腺腫, 癌),
       特発性アルドステロン症,
       グルココルチコイド反応性アルドステロン症,
       Cushing 症候群
       先天性副腎皮質酵素欠損症
       ($11\text{-}\beta\text{-hydroxylase}$ 欠損症, $17\text{-}\alpha\text{-hydroxylase}$ 欠損症)
    5) 褐色細胞腫 (副腎髄質, 異所性, 多発性)
    6) 副甲状腺機能亢進症
  C. 心血管の異常による高血圧
       大動脈弁閉鎖不全, 大動脈縮窄症, 大動脈炎昇降群, 動脈硬化
  D. 神経性高血圧
       脳腫瘍, 脳炎, パラガングリオーマ (von Recklinghausen 病)
  E. 妊娠中毒症
  F. その他
       多血症, 経口避妊薬内服, 甘草の内服, 鉛, タリウム中毒など

## 高血圧の原因

　高血圧は、おそらく遺伝によると思われますが、しかし現在のところ原因不明の本態性高血圧と表7-2に示すような原因で生じてくる二次性高血圧とに分類されます。二次性高血圧はその原因となっている疾患が解決されると血圧は正常化するので、一応高血圧を示す全ての人で、二次性高血圧を生じてくる疾患の有無をまず検討しておく必要があります。

## 高血圧の診断

　前に述べたように、可能なかぎりいろいろな状態で血圧を測定し、その数値から総合的に判断して決定すべきです。重症度に関しては、心血管病の危険因子（表7-3）および高血圧の影響による臓器障害ならびに心血管病（表7-4）を考慮に入れて高血圧患者のリスクの層別化をします（表7-5）。高血圧を示す個々の患者さんについて、このような検討をした上で治療計画を立てます。
　したがって、高血圧で診察を受ける際には血圧の測定のみでなく、眼底所見、腎機能、胸部エックス線写真や心電図による心臓のチェック、神経系統のチェックが行なわれることになります。二次性高血圧の可能性については病歴、血圧の上がりかた、身体症状もあわせて検討し、必要があれば関連する各種ホルモンの測定、腹部エックス線ＣＴ、腹部エコーなどの検査も行ない判断します。

## 高血圧の治療

　治療の目的は高い血圧がいろいろな臓器に障害を与えないよう

表7-3　心血管病の危険因子

```
高　血　圧
喫　　煙
高コレステロール血症
糖　尿　病
高齢（男性60歳以上、女性65歳以上）
若年発症の心血管病の家族歴
```

表7-4　臓器障害・心血管病

```
心　　臓
　左室肥大
　狭心症・心筋梗塞の既往
　心不全
脳
　脳出血・脳梗塞
　一過性脳虚血発作
腎　　臓
　蛋白尿
　腎障害・腎不全
血　　管
　動脈硬化性プラーク
　大動脈解離
　閉塞性動脈疾患
眼　　底
　高血圧性網膜症
```

表7-5　高血圧患者のリスク層別化

| 血圧以外のリスク要因 \ 血圧分類 | 軽症高血圧 (140〜159／90〜99mmHg) | 中等症高血圧 (160〜179／100〜109mmHg) | 重症高血圧 (≧180／≧110mmHg) |
|---|---|---|---|
| 危険因子なし | 低リスク | 中等リスク | 高リスク |
| 糖尿病以外の危険因子あり | 中等リスク | 中等リスク | 高リスク |
| 糖尿病、臓器障害、心血管病のいずれかがある | 高リスク | 高リスク | 高リスク |

にすることです。確実に高血圧があると判断された場合には、いろいろな心血管障害の有無、糖尿病の有無なども併せ考えて高血圧のリスクの層別化をし、つまり重症度を決め、それに合わせて治療方針を決定します（表7-6）。

　まず食塩摂取の制限、適度な運動、十分な休養、肥満の解消、アルコールの制限など一般的療法が基礎となります。なお、血圧が非常に高いひとでは、すぐに薬を使い始めます。

　一般的療法により血圧の下降を認めない人では、薬物による治療を加えます。用いられる薬剤は表に示すごとく多種類あり、い

ろいろな使い方が行われています（表7-7）。高血圧のタイプ、合併症のある場合にはその種類によって用いられる薬剤の種類、組合わせが決ります。

　我が国においては、食塩の摂取量が多い傾向にあり、利尿降圧薬が適当と思われますが、血糖値を上昇させたり、高尿酸血症を悪化させたりする副作用があるため、近年あまり用いられなくなっていました。しかし最近の研究結果で他の薬剤と大差のない降圧効果を示し、心血管病の併発を抑制する効果もほぼ同様であったため、医療費も安くてすむ利尿降圧薬が再び注目される方向にあります。

　交感神経の緊張度の高いと思われる、血圧がよく変動する若い人の高血圧、あるいは労作性狭心症を伴う高血圧ではベータ交感神経受容体遮断薬がよく用いられます。しかし、現在我が国で最も用いられているのはカルシウム拮抗薬のグループで、短時間作用の強力なものから、ゆっくりと長時間作用するものまで多種類のものがあります。この種類のものは、いかなる原因による血管平滑筋の収縮をも抑制してしまうため、全ての高血圧に対して有効です。とくに、安静時ならびに労作時狭心症を合併している場合には一番はじめから用いられるものです。しかし、短時間作用型の強力な種類のものは、急激に血圧を低下させるため、冠動脈あるいは脳動脈の循環を悪化させてしまう可能性があるとして、その使用は避けるようにとの意見が欧米から出されています。なお、我が国においては、明瞭にこれらの薬剤の使用による害を示した大規模試験のデータはありません。

　最近とくに注目されている薬剤にアンジオテンシン変換酵素阻害薬（ACE阻害薬）があります。この薬は体で産生される昇圧物質であるアンジオテンシンの産生を抑制することにより血圧を下げるものですが、最近アンジオテンシンそのものが心筋ならびに心臓壁の線維組織の肥大を促進することが判明し、心肥大の抑制

表7-6　高血圧の初診時の治療計画

```
          血圧測定、問診、身体所見、検査所見
                        │
                  二次性高血圧の鑑別
               危険因子、臓器障害／心血管病の評価＊
  ┌──────┬──────┬──────┼──────┬──────┬──────┐
<130/<85  130〜139/85〜89  低リスク群  中等リスク群  高リスク群  高血圧緊急症
 (正常)    (正常高値)
  │         │         │         │         │         │
高血圧、心血管病の  生活習慣修正  生活習慣修正  生活習慣修正  降圧薬開始   入院
家族歴あれば                                        生活習慣修正  降圧薬開始
                                                              (専門医へ紹介)
  │         │         │         │         │         │
年1〜2回   年1〜2回   2ヶ月以内に  1ヶ月以内に  1〜2週間以内に血圧測定
血圧測定   血圧測定   血圧測定    血圧測定    (場合によっては専門医に紹介)
                      │         │
                    6ヶ月後に   3ヶ月後に
                   ≧140/90ならば ≧140/90ならば
```

もかねて、よく使われるようになっています。この薬は、また心不全心の状態を改善することも認められています。しかし、この薬は腎機能のやや低下した人では腎機能障害をおこしやすく、そのような人では注意深く用いるか、あるいは使用を止めることになります。

　ACE阻害薬と似ているアンジオテンシンII受容体拮抗薬（ARB）も最近良く使われています。作用はほとんどACE阻害薬と同様ですが、空咳などの副作用はほとんどなく使い易く有用な薬です。

　以上の他にもアルファ交感神経受容体遮断薬という種類の薬も用いられることがあります。この系統の薬は交感神経緊張による

## 表7-7 高血圧の治療薬

| 第一選択薬 | 適応 | 禁忌 |
|---|---|---|
| Ca拮抗薬 | 高齢者，狭心症，脳血管障害，糖尿病 | 心ブロック（ジルチアゼム） |
| ACE阻害薬 | 糖尿病，心不全，心筋梗塞，左室肥大，軽度の腎障害や脳血管障害，高齢者 | 妊婦，高カリウム血症，両側腎動脈狭窄症 |
| AⅡ受容体拮抗薬 | 糖尿病，心不全，心筋梗塞，左室肥大，軽度の腎障害や脳血管障害，高齢者，特に咳でACE阻害薬が使用できない患者 | 妊婦，高カリウム血症，両側腎動脈狭窄症 |
| 利尿薬 | 高齢者，心不全 | 痛風，高尿酸血症 |
| β遮断薬 | 心筋梗塞後，狭心症，頻脈 | 喘息，心ブロック，末梢循環不全 |
| α遮断薬 | 脂質代謝異常，前立腺肥大 | 起立性低血圧 |

（日本高血圧学会 高血圧治療ガイドライン2000年版）

血管収縮を抑制するものです。脂質代謝によい影響を与える可能性があるとして、そのような症例に使われることがあります。この薬はまた、前立腺肥大にも効くため、高血圧プラス前立腺肥大症の患者さんに用いることがあります。

最近高血圧の治療薬について臨床研究がいろいろ行われています。

その中の一つで利尿降圧薬、β交感神経受容体遮断薬、カルシウム拮抗薬による治療と動脈硬化性疾患（脳卒中、心筋梗塞）との間に差が認められなかったとするものがあります。

今後もいろいろな結果が出るでしょうが、一般療法は変りませんし、血圧が何らかの治療により良い値に安定していれば、いろいろなデータに惑わされて次々薬を変化させる必要はないと思います。

高血圧の薬は一度服み始めると一生やめられない？

多くの場合は、薬による治療が軌道に乗り暫く経つと、薬の量を減らしたり、薬の種類を減らしてみたりすることがあります。これを繰り返しながら次第に薬の量を減らすことに成功する場合があります。しかし、ゼロにすることはなかなか難しいと思われます。ただ、一般療法が極めて旨くいった例においては、まれに薬を中止しうることがあります。

# 第8章　低血圧症

　低血圧とは最高（収縮期）血圧がいつも100mmHgを下回っている状態をいいます。低血圧症はわり合いに神経質な人に多く、全身のだるさ、疲れやすさ、スタミナ不足や朝起きにくく、午前中は調子が出ない、顔色がよくない、立ちくらみがする、めまい、肩こり、耳なり、冷感、動悸、息切れなどほとんど不定愁訴とされてしまうような症状を訴えられます。

　患者さんに自分の病態をよく理解してもらい、その上で睡眠をよくとり、食事とくに朝食を必ず摂るようにし、生活を規則正しくし、緊張を出来るだけ避け、適度なスポーツをし、塩分を多めに摂るなどライフスタイル、あるいは行動を見直してもらいます。

　立ちくらみがある時には体位の変換を緩やかにするようにしてもらいます。

　それでもよくならない時には血管を収縮させる薬を用いて治療します。

満員電車の中で立っているうちに脳貧血で失神して倒れてしまうひとがいます。これも下肢などに静脈血が溜まって心臓に血液が戻りにくくなるために、心臓から拍出される血液量が減少して、脳に行く血液量も減少して意識を失ってしまうわけです。

　このような時には倒れる前に目の前がボーっと白くなったり、吐き気がしたりする前駆症状がありますから、そうなってきたら意識を失う前にしゃがみこんだり、横になったりして心臓の位置を低くして心臓に静脈血が戻って来やすいようにします。

　もしそれができない時には、左右の両足を絡め合って、捻じるようにすると、筋肉が収縮することにより下肢の静脈を締め上げて血液が心臓に向かって押し流され、血液が心臓に戻るようになるとイギリスの医学誌に記載されていましたが、足のさほど長くはない我が国では、どこまで有効かは少々疑問でもあります。

　また、緊張することによってノルアドレナリンが分泌され心臓の働きが増強し、心拍数が増え、血管は収縮して血圧は上昇する方向へ変化します。血圧がかなり低下してきたと思った時には、何か特別に恥ずかしいことや緊張することを想像すると、血圧の低下防止には意外に有効です。ちなみに私は高所恐怖症なので、高層ビルの最上階のガラス窓に近寄って下を見たときを想像すると、たちどころに血圧は上昇してきます。

# 第9章　虚血性心疾患

## 狭心症

　心臓は筋肉の塊といった感じで、ほとんど筋肉で成り立っています。その筋肉が一日に10万回におよぶ収縮・弛緩を繰り返しています。心臓がこの仕事をするためにはエネルギーを必要とします。エネルギーを出すためには酸素が必要で、心臓に隈なく張り巡らされている冠動脈を通じて酸素の豊富な動脈血を流し込み、酸素の供給をしています。血管は普通の水道管と違い、硬くなく、収縮したり拡張したりします。
　この冠動脈のどこかが何等かの理由で狭くなり、その先に流れる血液量が減ると、その潅流域の心筋が例えば運動により仕事量がふえて沢山の酸素を必要とする場合には、酸素が不足となり痛みを生じてきます。冠動脈の太さは普通十分にゆとりがあるのですが、その内腔が70％ぐらいつまってくると、初めて虚血の症状や所見がでてきます。したがって、狭心症が出てくるかなり前から病気が始まっていることになります。
　また、何等かの理由で、普段は狭くない冠動脈が痙攣を起して、そのため、特に心臓の仕事量は増えていないのに酸素不足となり痛みを生じて来ることもあります。
　これらの狭心症の症状は5－10分経つと自然に治ることがほとんどです。
　冠動脈が詰ってしまうと、詰ったところから先の血管には酸素をたくさん含んでいる動脈血が流れなくなり、閉塞部位から下流の筋肉は酸素欠乏のため死んでしまいます。運よく血流が短時間

の内に再開しても心臓の筋肉はかなり死んでしまうか、心筋細胞が失神したような状態になって収縮することが出来なくなります。失神した心筋は数日から数週経つと、一部が再び動くようになることがあります。

　冠動脈が動脈硬化で狭くなり血液が十分に流れなくなっている状態で運動などにより心臓の酸素消費が増した時に生じて来る狭心症を労作性狭心症と呼びます。また、冠動脈の痙攣による狭心症を冠攣縮性狭心症と呼びます。後者は、また、異型狭心症とも呼ばれます。狭心症は心臓の虚血による痛みはあるものの、心筋の壊死はないものを言います。また、心筋梗塞は心筋が死んでしまう場合を言います。このように狭心症と心筋梗塞は極めて近い関係にあります。この両者の関係については、次の急性冠症候群の項もご参照ください。

　なお、虚血性心疾患の危険因子として重要なのは高血圧、糖尿病、高脂血症、喫煙、肥満など生活習慣と密接に関連している状態と、遺伝傾向です（生活習慣病の項参照）。若いうちから生活習慣に配慮して生活習慣病を発症させないことが大切です。

### 狭心症症状

　典型的には前胸部の絞めつけられるような、おさえつけられるような、あるいは、息ができないようなといった症状に、いろいろな程度の痛みを伴い、それが、5分から10分位続くものです。痛みを生じる場所は図9-1に示すように胸骨の裏、左前胸部、背中、みぞおち、のど、下あご左腕など多彩です。典型的には胸骨裏、左前胸部などです。

　もし、このような痛みが20分も30分も続くようなら、狭心症としては長過ぎるため、心筋梗塞を疑います。狭心症の恐ろしい点は、狭くはなっているけれど、まだ少しは血流が保たれている冠動脈が、ある時突然血栓で詰ってしまって、その先に血液が流れ

第9章　虚血性心疾患

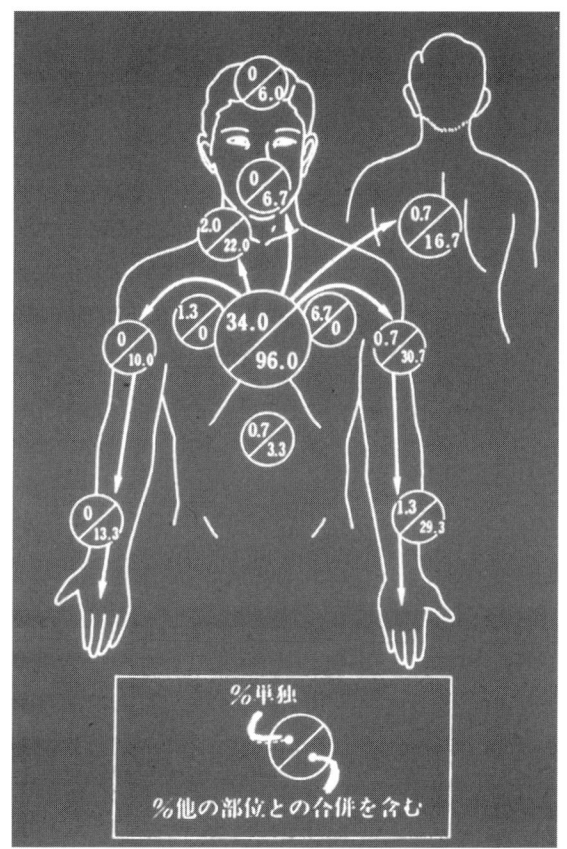

図9-1　狭心症の症状が現れる部位

ず、心筋が死んでしまうことです（心筋梗塞）。狭心症がおそれられる理由は、その症状自体が極めて不快で、また、死の予感がするほど苦痛に満ちたものだからであり、また、どこで心筋梗塞に移行してしまうのか分らない点です。

　もっとも、一部には無症侯性心筋虚血とよばれるものがあり、症状はないのに、心電図上は虚血発作時のパターン変化を示すことがあります。とくに糖尿病では心臓の神経が鈍感になり心臓が虚血になっても痛みを感じられなくなってしまうことが多く、狭

心症になっても心筋梗塞になっても本人は分らないといったことがおこります。したがって、糖尿病の人は症状がなくても時々心電図をとってもらうことが必要です。

狭心症の怖い点は、心筋梗塞に移行する可能性が高い点です。急性心筋梗塞の死亡率は極めて高いため、いかに狭心症から急性心筋梗塞へ移行させないようにするかが大切なポイントです。

心筋梗塞に移行する危険性の高い狭心症は、
1．元来狭心症の発作がなかった人に急に狭心症がおこって、しかも頻発する場合。
2．以前からある狭心症の頻度が増し、持続時間が長くなり、痛みの強さが増してきた場合。
3．元来労作時に生じていた狭心症が安静時にも生じるようになった、など狭心症の症状が強い方へ変化したとき。

が重要で、すぐに病院へ行き積極的な治療を受けるべきです（急性冠症候群参照）。

ここで、労作性狭心症の労作とは走ったり、階段や坂道を登ったり、重いものを持ったり、過食をしたり、入浴したりしたような時に生じてくるものを言います。また、心仕事量は血圧＊心拍数に比例するので怒り、感激、興奮、緊張、深い悲しみなどでは血圧が上昇し、心拍数の増大も生じるため心仕事量は著増することになります。具体的にはプロレス、ボクシング、野球、競馬を見る、あるいは感涙にむせぶ、などいろいろあります。このような場合には血圧の上昇、心拍数の増大のみでなく冠動脈の痙攣も生じる可能性があります。しかし、明らかな冠攣縮性狭心症は、どちらかというとお酒を楽しく飲んでいる最中、夜中の睡眠中、朝の起床時とか心臓の仕事量が増えていないタイミングで生じて来るため、発作の起きかたからおよそ診断出来ます。

このように狭心症は胸痛があると言われるのですが、症状は胸とは限らず、また、症状が出る状況がまちまちなので、狭心症を

第9章　虚血性心疾患

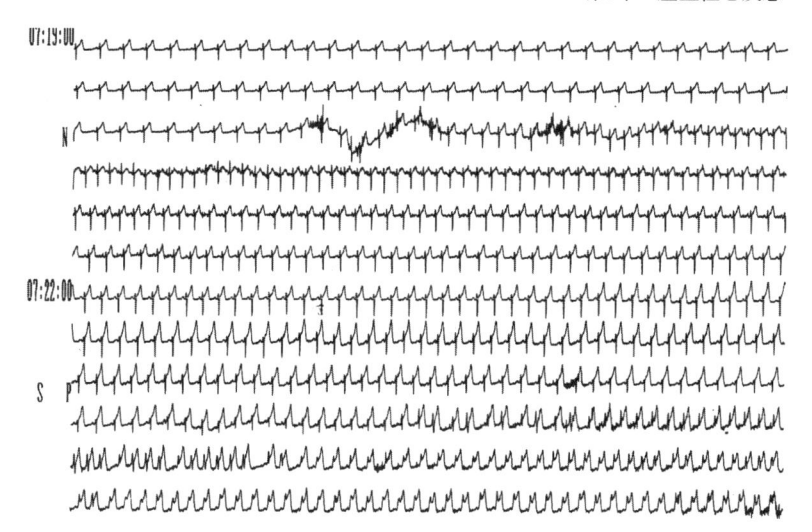

図9-2　ホルター心電図による冠攣縮性狭心症の把握
ST部分が次第に上昇していくのが分かる

疑って受診する時には、その狭心痛が何時、どんな状況で生じるのか、どんな症状がどれくらいの時間続くのか、どうすれば治るのかなど詳しく医師に伝えるようにします。そのほうが早く正確な診断がつき、正しい治療を早く始めることに結びつきます。

### 診　断

一番運がいいのは、狭心症の症状がある最中に心電図を記録することですが、これはなかなか難しいことです。毎日定期便のように症状が出る人ではホルター心電計といって24時間など長時間の心電図記録をする心電計を用いて症状のある時の心電図を記録し確かめることができます（図9-2）。ふつうは、狭心症らしい症状を訴えて来院された患者さんの心電図を記録し、虚血性の心電図パターンを示しているかどうかを確かめます。もし、そのようなパターンが認められない場合には、ベルトコンベアーのうえを走

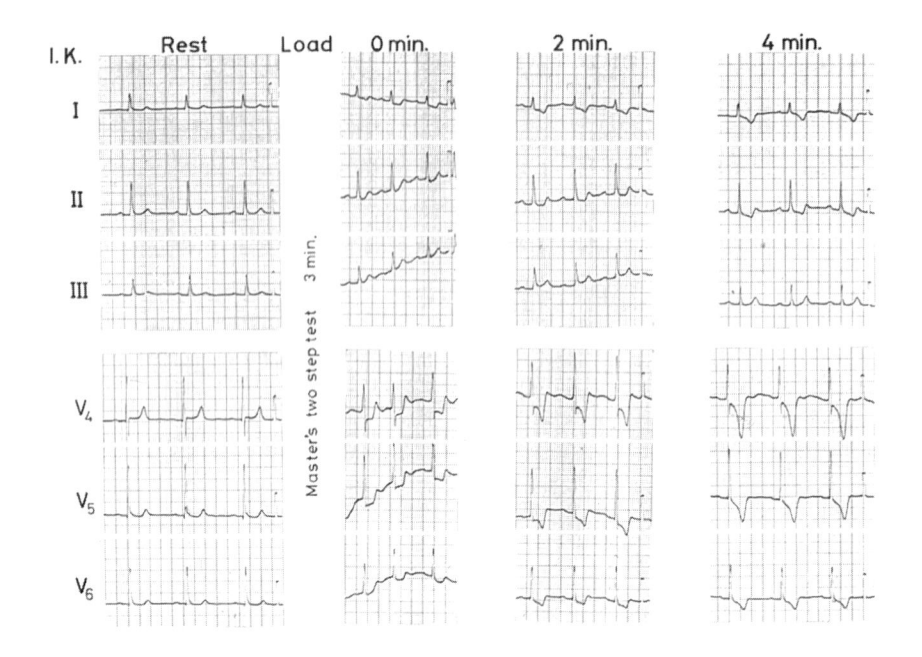

図9-3 運動負荷心電図による労作性狭心症の証明
たとえばV4V5V6の心電図の時間経過をみると
運動により生じた虚血性変化がよく分かる

るようなトレッドミルとか二段の階段を昇り降りするような運動負荷をして心電図を記録します（図9-3）。
　もし、運動によって狭心症状や心電図に虚血のパターンが認められるならば、冠動脈に狭窄部位があると考え、ふつうは、冠動脈造影をお勧めすることになります。もちろん冠動脈造影は危険性も皆無ではありませんから、適応を良く検討してからお勧めすることになります。また、運動負荷心電図が陰性の場合でも、冠攣縮性の狭心症である可能性があります。冠動脈造影の前に心筋の血流が本当に減少しているかどうかを確かめるために心筋シンチグラムを行なうこともあります（図9-4）。
　冠動脈造影では冠動脈のどこに、どの位の程度の狭窄があるか

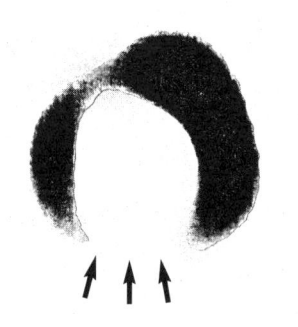

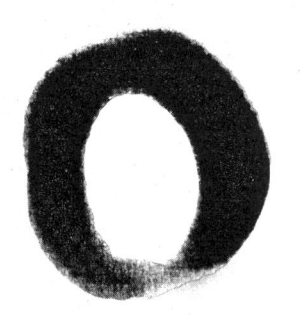

図9-4　負荷心筋シンチグラム。
負荷により血流の低下部位が示される。
矢印は血流の低下した部位を示す。

を映しだすことができます（図9-5）。また、冠攣縮性狭心症では、はじめは狭窄を示していませんが、狭窄を誘発する薬を用いると攣縮を起してくるため診断することができます。

### 治　療

狭心症が冠動脈硬化による狭窄か冠攣縮による狭窄かで治療法は違ってきます。

基本になるのは薬による治療です。どちらのタイプの狭心症であっても冠動脈をできるだけ開いた状態に保っておくように血管拡張薬を使います。基本的にはカルシウム拮抗薬と呼ばれるグループの薬とニトログリセリンの親類にあたる硝酸薬とを使います。このほかに、冠動脈の狭窄を後で述べる方法で解除出来ないときに、心臓の仕事量を減らして発作を抑えるためベータ交感神経受容体遮断薬という薬を使うことがあります。

それでも狭心症が起きて来たときにはニトログリセリンを舌下でとかすとかスプレーするとかして口の粘膜から吸収させて発作を抑えます。なお、ニトログリセリンを飲み込んでしまうと効果

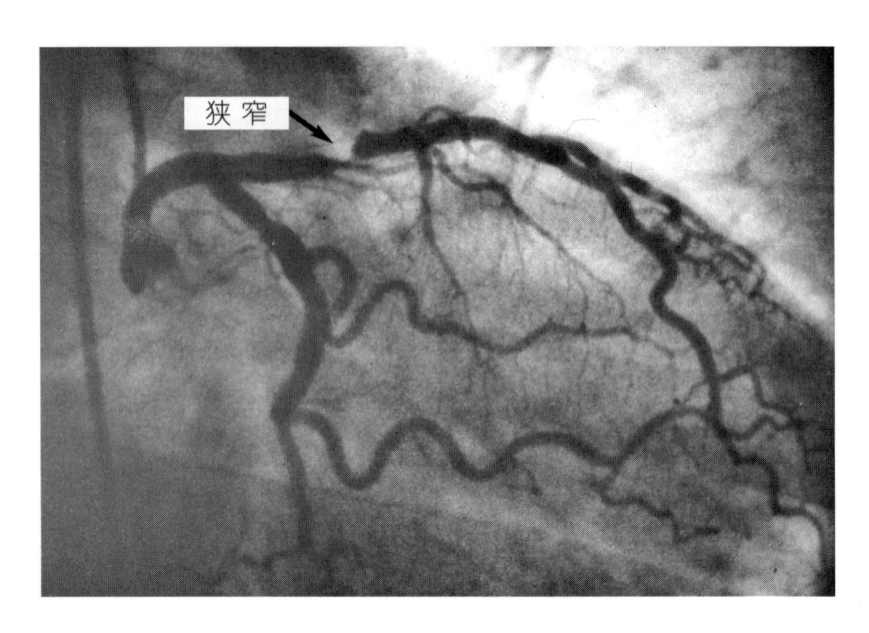

図9-5　冠動脈造影
冠動脈の動脈硬化による狭窄が認められる。矢印のところに狭窄がある。

はありません。ニトログリセリンについては、なにか爆発しそうで使うのが怖いとか、使ってしまうとなにか病気に負けた気がして使う気にならないとかいって使用せずに狭心発作に耐えている患者さんが時折いますが、そんなに怖い薬ではありません。

　むしろ、発作を的確に抑えなかったために、冠動脈の痙攣がドミノ・ゲームのように、どんどん酷くなって心筋梗塞に進行してしまうことも考えられます。怖がらずに使いましょう。ただ、ニトログリセリンは血圧を一過性に下げるので、使ったときは横になるか、少なくとも椅子に腰掛けましょう。これ以外の薬としては、血栓が狭窄部位に生じて狭窄をより酷くして心筋梗塞に進行するのを予防する為にアスピリンなどの血小板凝集抑制薬を用います。

第9章　虚血性心疾患

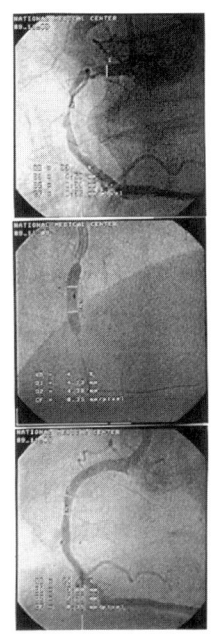

右冠動脈が狭くなっている

狭くなっている所に
バルーンを入れてふくらませる

狭かった所が拡がった

図9-6　PTCA（経皮経管冠動脈形成術）の方法

　薬による治療はすべての狭心症の基本的な治療法ですが、冠動脈に冠動脈硬化による狭窄があれば、それを解除するのが一番いい治療方法です。もし冠動脈造影により狭窄部位、狭窄の長さなどが適当であることが分れば、ふつうはPTCAとよばれるバルーンによる冠動脈の拡張療法が行なわれます（図9-6）。うまく冠動脈が広がれば、心筋が必要としている酸素が流れ込むので狭心症はおさまります。しかし、この方法で冠動脈が広がっても、数ヶ月後には30－40％の確立で再狭窄を生じてきます。したがって、数ヶ月後にもう一度冠動脈造影をして、ちゃんと広がっているかどうかを確かめる必要があります。PTCAに加えてステントと呼ばれる金網のようなもので血管の内側から抑えたり（図9-7）、ドリルみたいな道具でけずったりいろいろな方法が工夫され、少しは再狭窄も減って来ていますが、残念ながら今のところ再狭窄を完全に抑

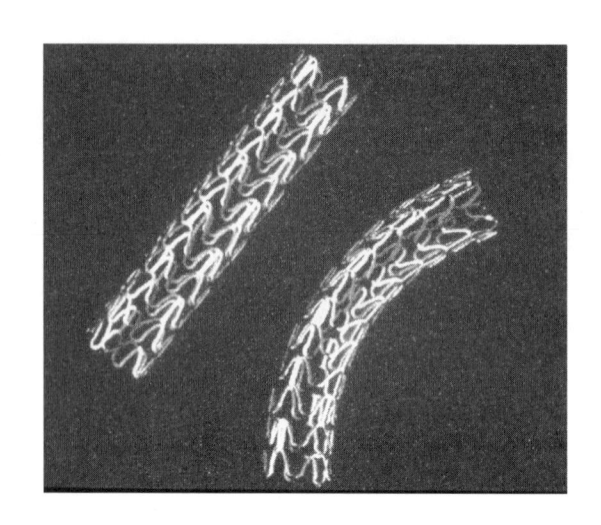

図9-7　ステントの図

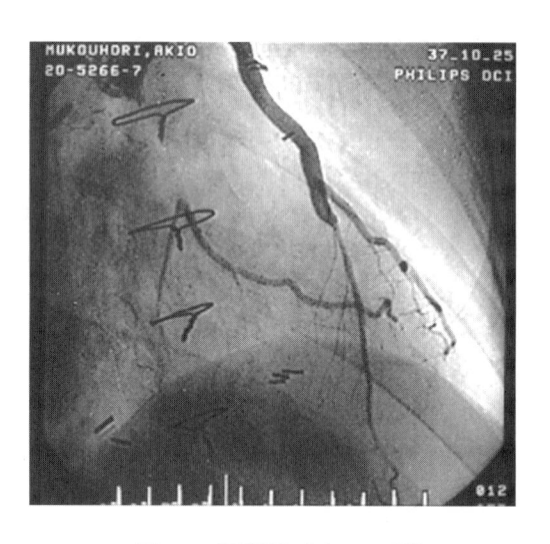

図9-8　冠動脈バイパス手術

える方法はありません。
　もし、冠動脈の狭窄の部位とか程度がPTCAを行うのが危険であ

ったり、適当でない場合には、冠動脈へ血流をバイパスさせる手術を行なう場合があります（図9-8）。これには下肢の大伏在静脈をとりだして利用したり、胸の内側を走っている動脈とか胃の動脈をつないだりします。また、冠動脈の病変が極めて限られていて、心臓の前のほうにある時には胸をほんの少しだけ開けて行なうバイパス手術も次第に世の中に拡がってきています。

　冠動脈の攣縮による狭心症の場合には、血管はもともと狭くはないので、治療はもっぱら冠動脈の攣縮の抑制をすることになり、カルシウム拮抗薬と硝酸薬が用いられます。このタイプの狭心症で薬を飲み始めた後で、薬を飲み忘れると、より強い発作をおこして心筋梗塞に移行してしまうこともあるので油断は出来ません。

## 急性冠症候群

　近年、狭心症から心筋梗塞へと進行していく病理学的な各ステップをまとめて説明するために急性冠症候群という考え方が提唱され、広く受け入れられています。冠動脈の血管壁に動脈硬化巣が形成されてきても、まだ柔らかい状態にある時に（プラーク：粥腫）、その被膜（内膜）が何らかの原因で裂けると、中にある膠原（コラーゲン）線維などの組織が露出します。その露出した組織には血小板がくっつき易いため、それが引き金となって、その部位に血栓が形成されやすくなります。

　血栓が出来て冠動脈内腔が狭くなると狭心症が起きるようになりますが、血栓が独りでに溶けると狭心症は治まります。しかし、露出している状態が修復されなければ、血栓が形成されては溶解するという状態を繰り返すことになり、つまり狭心症発作が繰り返し起きることになります。また、ときどきはとても強い狭窄を生じ、強い狭心症発作を生じることもあります。

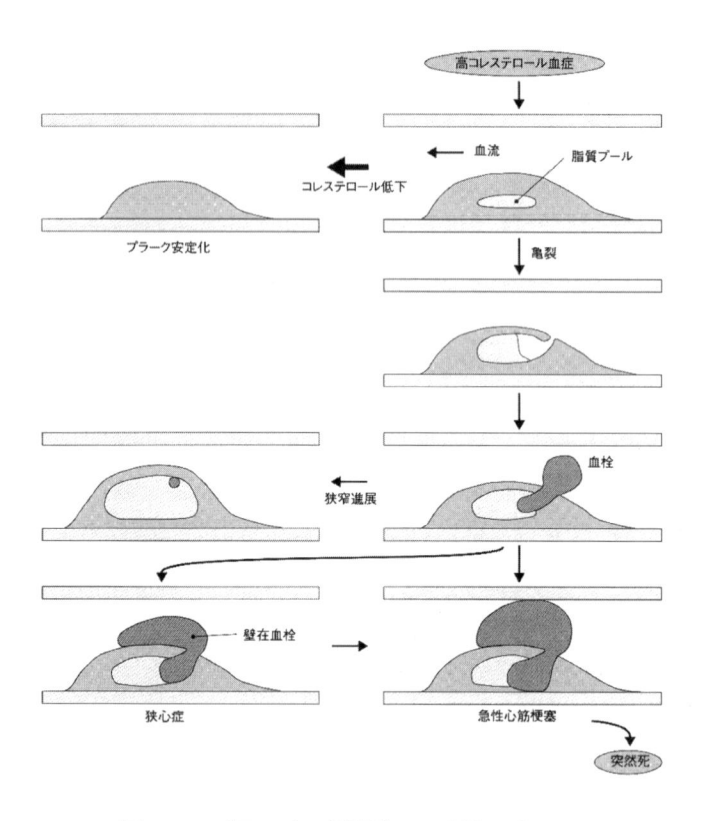

図9-9　プラーク（粥腫）の破綻による
血栓形成と狭心症、心筋梗塞の発症。

　そのような狭心症が頻発するようになった状態を不安定狭心症といいます。さらに強く血栓の形成が行われると、冠動脈をついには閉塞してしまい、急性心筋梗塞を起こしてしまいます（図9-9）。このような一連の状態をまとめて急性冠症候群といいます。そのまま放置すると急性心筋梗塞に進行してしまうので、至急血栓形成を抑える治療をし、また、冠動脈を拡張する方法を講じる必要があります（狭心症の章参照）。

## 心筋梗塞

　心筋梗塞とは心臓に動脈血を供給している冠動脈の流れが急に途絶えてしまうか、激減したため、心筋が必要としている酸素を供給できなくなり、その冠動脈の流域の心筋が死んでしまう（壊死）ことをいいます。このような血流の障害は以前からあった冠動脈硬化巣の表面が剥げてそこに血栓ができ、冠動脈の内腔を閉じてしまうことが一番の原因です。
　他にも、冠動脈の攣縮が極端に強く生じて内腔を完全に閉じてしまい心筋梗塞を生じさせることがあります。狭心症と心筋梗塞の違いは、前者は心筋の虚血だけで心筋の壊死（えし）はない状態で、心筋梗塞は虚血の結果心筋の壊死を生じた状態をいいます。
　心筋梗塞がおそれられる理由は、発症の時期の予測がつかず、しかも突然死亡してしまうことが多いためです。いつも狭心症があり、その内に心筋梗塞に移行する場合もありますが、かなりの割合でなんの前触れもなく、突然心筋梗塞を生じてしまう場合があります。
　また、無症候性心筋梗塞といって、なんの症状もなく急性心筋梗塞を生じてしまう場合もあります。急性心筋梗塞の約半数は病院に到達する前に亡くなってしまうとされます。病院へ到達できても、その10％ぐらいの患者さんは亡くなります。突然亡くなる場合の多くは重症不整脈による場合が多いのですが、少し時間が経ってから亡くなる場合には心臓の壊死してしまった心筋の量が一定の割合を超えたため、心臓のポンプ作用が弱くなり重症心不全を生じ、そのために亡くなります。
　最近は血栓でつまった冠動脈を、発症後短時間で開通させてしまう治療が全国の大きな病院では行なわれるようになったため、壊死する心筋量を減少させることができるようになり、死亡率もかなり低下してきています。また、回復も早くなるためリハビリ

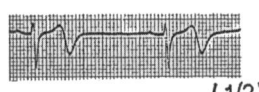

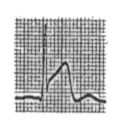

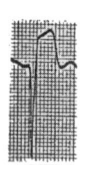

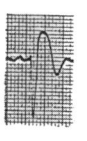

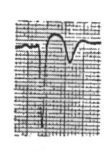

| 心筋梗塞前の心筋虚血のある心電図 | 心筋梗塞急性期 | 第2病日 | 第3病日 | 第12病日 |

図9-10　急性心筋梗塞の心電図
経過と共に次第に心電図のパターンが変化していく。

テーションも早く開始でき、入院期間の短縮、医療費軽減につながっています。このことから、いかに心筋梗塞を疑い、1分でも早く病院へ到達するかがこの世に残れるか、あの世へ行ってしまうかの分かれ目であると言えます。ただ、無症候性の場合には、発症に気付かず止むを得ず後手に回ることになる可能性が高くなります。

### 症　状

ふつう、突然前胸部の強く絞めつけられる感じ、息苦しさ、痛みなどが出現します。これらの症状は、失神するほどに強く現れる場合から、全く痛みを伴わない無痛性の心筋梗塞までいろいろな程度で現れます。狭心症の痛みの部位と似ていますが、症状の強さにはかなり差があり、持続時間も狭心症の5－10分に較べて5－6時間と長時間続きます。胸の激しい痛みは解離性大動脈瘤でも生じますが、この場合には痛みの場所が移動して行くといった特徴が鑑別点となります。

第9章　虚血性心疾患

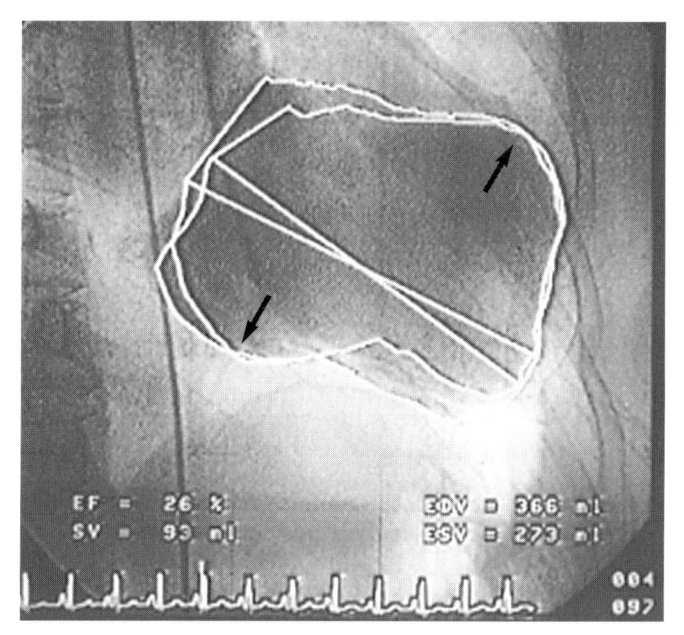

図9-11　心筋梗塞後の左室造影
梗塞部位の心室壁の動きが低下している（矢印）。

## 診　断

　胸痛がひどかったり、ショックに陥っていると無理ですが、患者さんが質問に答えられる状況である時には、まず胸痛などの症状をよく聞きます。そして必ず心電図、胸部エックス線写真の記録を行ないます。ほとんどの場合心電図に心筋梗塞のパターンが示されます（図9-10）が、場合によっては心電図でも診断ができないこともあります。胸部エックス線写真では心臓の形、大動脈の形が分りますが、急性心筋梗塞で心臓の形は急には変りません。しかし、左心不全を伴っていると肺うっ血像が認められます。心エコー図上では心筋梗塞を起こした心室壁の部分の動きが低下します。左室壁の全体像を見るときには、病態が落ち着いたところ

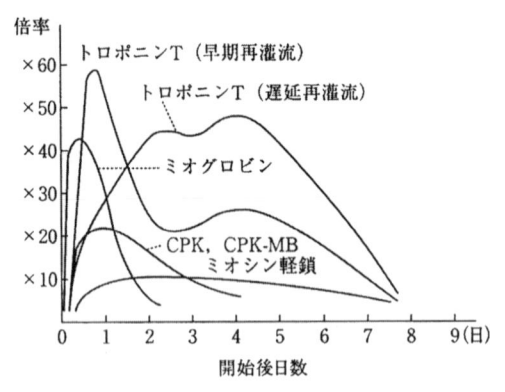

急性心筋梗塞における血清生化学的マーカーの経時的推移
再灌流成功例ではトロポニンTの第一ピークが早期に出現し，第二ピークが減高する．（清野精彦，他：トロポニンT．臨床検査 40：559，1996）

**図9-12 急性心筋梗塞後の検査結果の推移**

で左室造影をします(図9-11)。このような検査上の所見が認められ、心筋梗塞が疑われる時には、採血を行なって壊れた心筋細胞から溶け出してきた酵素や心筋収縮蛋白の成分（CPK、CPK－MB，GOT、CRP，白血球数、ミオシン軽鎖、トロポニンなど）を測定します（図9-12)。これらの値が上昇していれば心筋梗塞の診断は確定的です。

　痛みを伴う心筋梗塞では、割合に診断はつきやすいのですが、いつの間にか無痛性の心筋梗塞をおこしている場合には、偶然に心電図を撮ったときに分ったり、心不全をおこして来院されたときに診断されたりします。一定年齢になったら時々機会をみつけて心電図を記録しておかれるようお勧めします。

第9章　虚血性心疾患

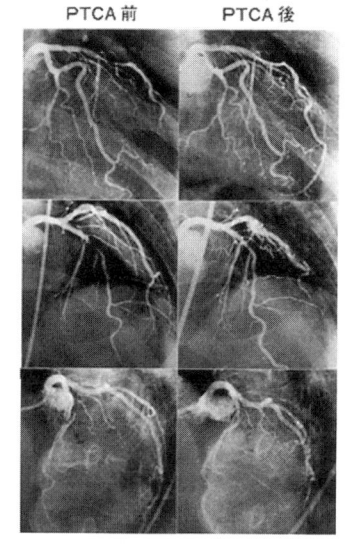

図9-13　急性心筋梗塞へ対するバルーン療法（方向を変えて撮影している）

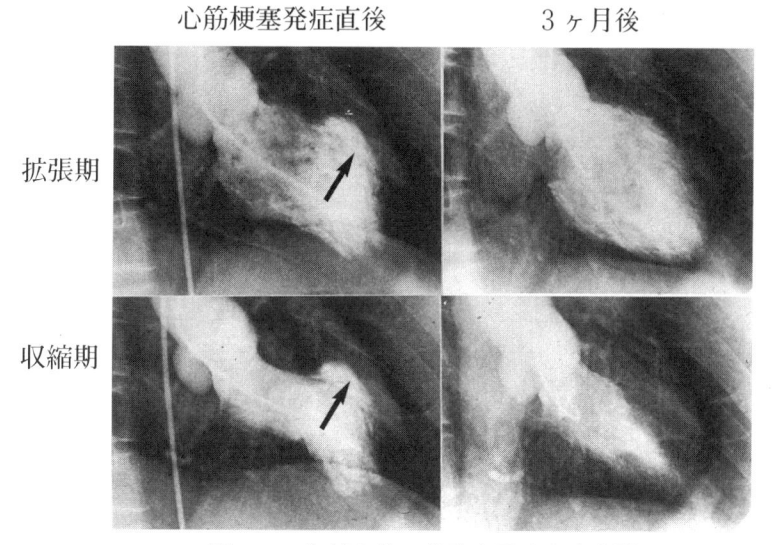

図9-14　気絶心筋の状態を示す左室造影
心筋梗塞直後には壁運動が低下していたが（矢印）、
暫く後に収縮機能が回復してきた

## 治 療

　発症後数時間であれば、可能なかぎり冠動脈造影を行ない、血栓で詰ったり狭くなっている部分を確認して、そこをバルーンあるいは血栓溶解用の薬で開通させて血流を再開せます（図9-13）。特に直接バルーンで開通させる方がその後の予後は著明に改善されます。冠動脈造影が不可能な場合にも血栓溶解療法が可能です。冠動脈が一旦一定時間閉じてしまうと、その流域の心筋細胞は動かなくなってしまいます。しかし、数時間以内に血流の再開ができれば、しばらく（日の単位ですが）経つとかなり収縮を回復してきます。この状態を一時働きを失い、後で気がついて働き出すといった意味合いで気絶心筋などと表現します（図9-14）。

　急性心筋梗塞の発症から3日間、とくに初めの24時間は心室頻拍、心室細動など重篤な不整脈が出やすいので、CCU（集中治療室）などで心電図を持続的に監視している必要があります。心不全を伴わない心筋梗塞はその後次第に治っていきますが、心不全を伴う心筋梗塞では、血圧や血流を保つための薬や時には大動脈内バルーンパンピングと云ったような器械も使います。

　急性心筋梗塞の初期はCCUで過ごすのもやむをえませんが、大抵CCUは白一色の殺風景な所なので、往々にして（CCU症候群といわれますが）患者さんの精神状態がおかしくなってきます。したがって、CCUに入室しているのは重症不整脈の出やすい発症初期の短期間にする事が原則です。

　梗塞を起した部分の組織はしばらくの間、柔らかくなっているので、血圧が上昇すると心室壁に内圧がかかって心臓が破裂してしまうことがあります。したがって、心筋梗塞後のリハビリテーションはゆっくりと、血圧が上がらない程度から始めます。

　急性心筋梗塞によって壊死した心筋部分は収縮が無くなるか、あるいは収縮能が低下します。また、壊死してしまった心室の部分が内圧に耐えかねて心室瘤として膨らんできてしまうことがあ

ります。こうした場合には心臓の駆出の能率が低下しているので、塩分のとりすぎ、水の飲みすぎ、身体的活動のしすぎなどで心不全を生じてきます。心筋梗塞後心臓が膨らんで行く事は予後を悪くするため、その予防に抗血小板凝集薬、アンジオテンシン変換酵素阻害薬、アンジオテンシンⅡ受容体拮抗薬やβ交感神経受容体遮断薬などを用います。

### 慢性期の治療

冠動脈が一度つまれば、あとは二度と心筋梗塞を起さないということであればいいのですが、冠動脈には多数の枝があり、どれかの枝がまた詰らないとも限りません。もし、冠動脈造影で細くなった冠動脈が見つかり、何等かの治療を加えたほうがいいと思われる場合はキチンと処置をして、次の心筋梗塞の予防をするべきです。たとえば、左心室の筋肉の40％が壊死してしまうと左心室はポンプとして成り立ちにくくなってしまうとされています。

一度目の心筋梗塞で40％を下回っても2度目の心筋梗塞を起こし、その壊死分をたして40％を超えると、やはりポンプとしての力は弱り心不全を生じやすくなります。したがって、PTCAやバイパス手術の適応があれば、それを行い、また、冠動脈を拡張させておく薬、血液を固まりにくくしておく薬など処方されたものをしっかりと内服し、再発を予防します。

幸いに、日本においてはこれらの治療が比較的積極的に行なわれているので、心筋梗塞による死亡率は横這いか減少傾向にあります。

しかし、これだけでは不十分で、冠危険因子のある人は、それらの排除、解決を生涯続けていく必要があります。このことは、狭心症の人達と同じですので**生活習慣病の章をよく読んでみてください。**

# 第10章　弁膜症

　心臓のしくみの章で述べたように心臓には僧帽弁、大動脈弁、三尖弁および肺動脈弁の4つの弁があり、心室の収縮・拡張にともなって血液がそれぞれの弁口を通り順方向へ流れて行く時に開き、血液が逆流しないように閉じる動きをします。この弁の動きはあくまで弁の前後の血圧の差によって押されて動くもので、弁が自分で動くのではありません。
　一つの弁は、何枚かの弁尖で出来ています。僧帽弁は2尖、その他の3弁は3尖で成り立っています。これらの弁が故障を生じることがしばしばあります。これらの弁尖同士がくっつきあって弁の開き方が悪くなった状態を狭窄症といいます。弁が閉じる時に弁尖が互いにピタリとくっつきあわず血液が逆流してしまう状態を閉鎖不全症といいます。壊れた弁の名前を前につけて、例えば、僧帽弁狭窄症とか大動脈弁狭窄兼閉鎖不全症というような診断名になります。一つの弁だけが障害される場合と幾つかの弁が同時に障害される場合があります。

## 僧帽弁狭窄症

　僧帽弁の二枚の弁尖（弁膜）が互いにくっついてしまったため、弁の開きかたが悪くなり、僧帽弁が開いた時の弁口が狭くなってしまった状態です（図10-1、10-2）。そうすると、左心房から左心室への動脈血の流れが悪くなり、左心房に動脈血が溜まって左心房の内圧が上昇し、その圧が肺静脈にかかってしまい、さらには、肺動脈の圧も上がってしまいます。

第10章　弁膜症

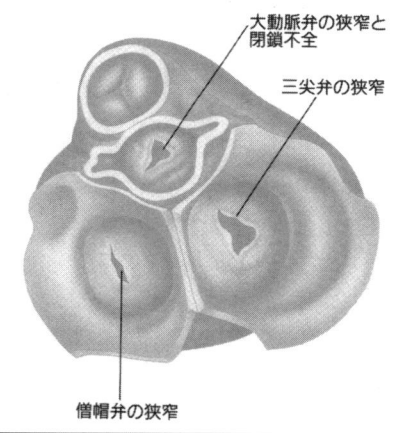

図10-1　僧帽弁狭窄の図

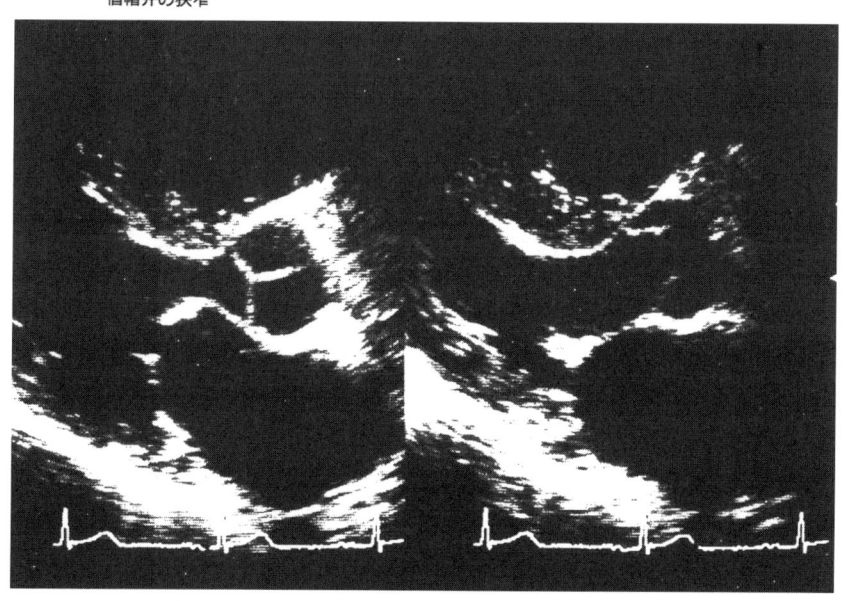

図10-2　僧帽弁狭窄症の断層心エコー図

　肺動脈の圧が上昇すると右心室の圧も上昇して、右心室も拡大し、三尖弁の付着している三尖弁口が拡大します。三尖弁口の拡大が著明になると三尖弁がピタリと閉じなくなり三尖弁閉鎖不全症を生じて来ます。左心系では僧帽弁口が狭くなっているため、

左心房から左心室への血流が減少して左心室のサイズは小さくなります。

　そうすると、左心室から全身への心拍出量が減るためなんとなく元気がでない、息切れがする、動悸がするなどといった症状が出て来ます。肺のうっ血では肺が血液でいっぱいになり、硬くなるので呼吸が十分に出来なくなり、息苦しさ、さらにひどくなると肺胞内に血液がしみ出すため血液の混じった痰やサビ色の痰が出たりします。

　左心房は内圧が高まりますが、心房の壁は薄いので左心房がだんだん広がっていきます。そうなると左心房は心房細動という全く不規則な興奮の仕方をするようになってしまいます（不整脈の項参照）。心房細動になると心房筋のすべてが勝手に収縮するため、心房はひとつの袋としての収縮ができなくなり、心房内に血液が淀むようになり壁に血栓を生じて来ます。左心房内の血栓が崩れて動脈血流にのって流れて行くと、どこにでも到達して、詰まった先には動脈血が流れなくなり下流の組織に梗塞を生じてしまいます。

　原因はほとんどがリウマチ熱によるものです。リウマチ熱による心内膜炎に罹ってから何年もたってからこのような弁膜症が完成して来ます。近年はリウマチ熱が激減しているため、僧帽弁狭窄症が新規に発症してくることは少なくなっています。

　治療としては、軽症ではそのまま経過をみることがあります。弁口面積が1平方センチ以下では、弁の硬化が強くなければバルーンで弁口を押し広げるPTMC（経皮経静脈僧帽弁裂開術）を行なったり（図10-3）、弁の硬化とか変形が強い場合には手術的に治療します。

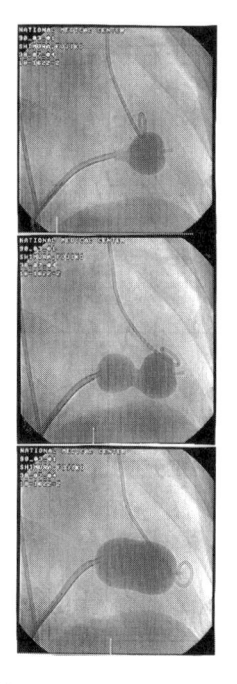

図10-3　僧帽弁狭窄症に対するバルーン療法
（経皮経静脈僧帽弁裂開術）

## 僧帽弁閉鎖不全症

　左心室の収縮する時に僧帽弁が完全に閉らない状態で、本来なら左心室から大動脈へのみ押出される動脈血の一部が僧帽弁口を通り左心房へ逆流してしまう状態です。僧帽弁狭窄症と同様にリウマチ熱が原因のことが多かったのですが、近ごろは僧帽弁逸脱によるものがふえています。これは僧帽弁が生まれつきやや弱くできていて、弁がのびてしまったり、弁についている腱索がのびたり、切れてしまって弁がピッタリ閉らなくなった状態です。急性心筋梗塞でも梗塞に陥った乳頭筋が断裂して、収縮期に僧帽弁

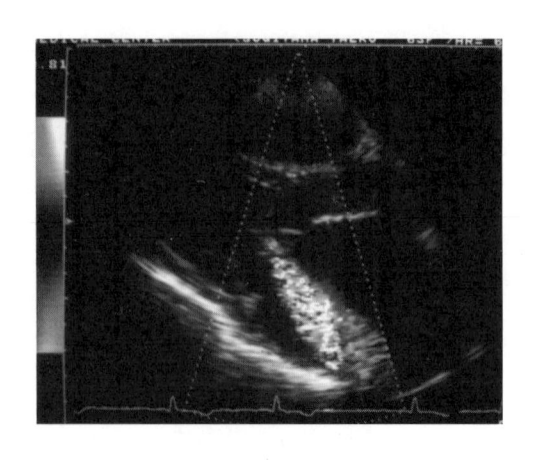

図10-4　僧帽弁閉鎖不全症の心エコー・カラードプラー図

が左心房へ逸脱してしまい僧帽弁逆流がおきることがあります。
　僧帽弁閉鎖不全では逆流する分の血液がいつも余分に左心房と左心室をいったりきたりしている訳で、その血液の分量だけは少なくとも両方の心内腔が広がり、左心室は余計な仕事をしなければならないので、肥大して来ます。左心房は壁が薄いところに高い左室圧の一部がかかるので、次第に拡張して来ます。左心房の拡大がひどくなってくると僧帽弁狭窄症と同様に心房細動という不整脈を示すようになってきます。
　また、逆流量が多いとか、逆流が長期間続いたとか、急に程度のひどい閉鎖不全を生じたとかの場合に心不全を起して来ます。適応がある場合には、可能ならば心不全を起してくる前に人工弁置換術を行ないます。カラードプラー法で検査をするようになって軽度の僧帽弁逆流が多くの人で見つかるようになっています（図10-4）。軽度の逆流については定期的に検査をして変化のないことを確認しますが、ふつうは感染性心内膜炎にでもならないかぎり手術の適応にはなりません。

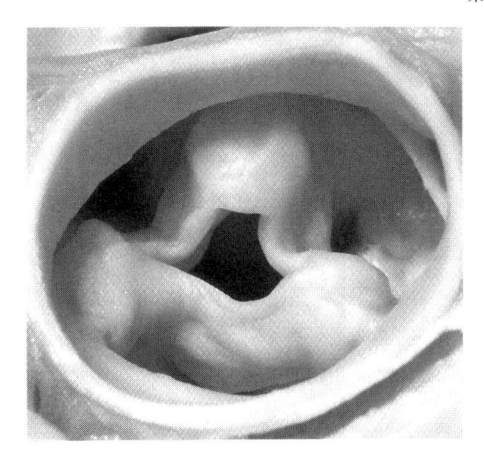

図10-5　大動脈弁狭窄症の図

## 大動脈弁狭窄症

　大動脈弁の口が狭くなってしまい、左心室から大動脈へ血液を押出すことが障害されるようになった状態です（図10-5）。原因はリウマチ熱による場合、生まれつきの弁異常によるもの、生まれつきの弁異常に後天的な変化が加わった場合などがあります。程度が軽ければあまり問題はないのですが、程度が強いと左心室から大動脈へ血液を駆出するのに圧を強くかけることが必要となり、左心室内の血圧が上昇しますが、大動脈の圧は左心室の圧より低下しています（図10-6）。
　左心室は丈夫なのでこのような負荷にかなり耐えられますが、耐えられなくなってくると心不全を起したり、狭心症様症状をおこしてきます。夜中に息苦しくなって座り込んでしまうといった症状が初めに出てきます。大動脈弁狭窄が高度であると突然死する可能性が高くなります。狭窄が強く循環動態を悪化させている場合には人工弁への置換をします。かつてバルーンで拡げる方法

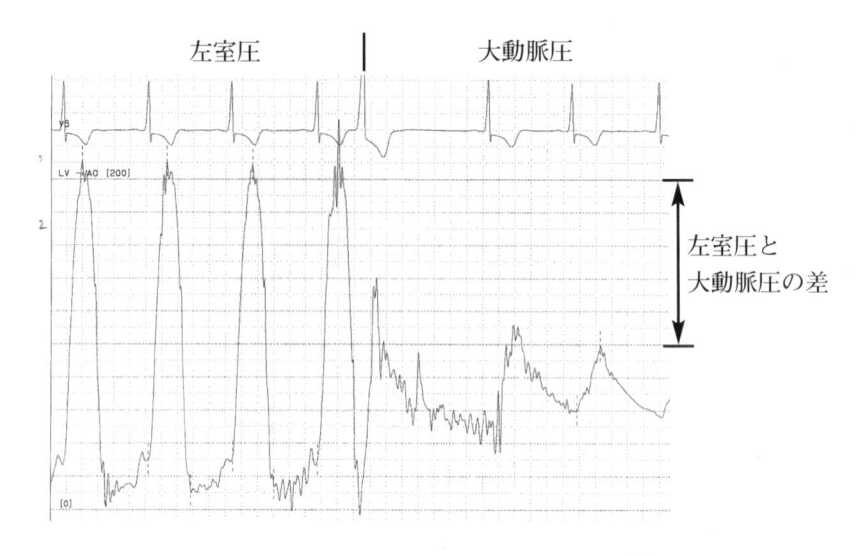

**図10-6　大動脈弁狭窄症の左室・大動脈圧較差**
左心室内にカテーテルの先端を挿入し、内圧を記録しながら、カテーテルを大動脈に引き抜いた時の圧記録。高い左心室圧から一瞬にして大動脈では圧が低下するのが分かる。

が用いられたことがありますが、結果はあまり満足できるものではなかったので現在はまず用いられません。

## 大動脈弁閉鎖不全症

　大動脈弁がピッタリと閉じなくなり、左心室から大動脈へ押出された血液の一部が、拡張期に大動脈から左心室へ逆流してしまう状態です（図10-7）。逆流量が多いと左心室が拡大してきます。また、逆流が強いと大動脈の拡張期圧が急激に下がるので最低血圧が低くなります。リウマチ熱によるもの、大動脈弁逸脱によるもの、生まれつきのものなどが原因になります。
　症状はかなり後になるまで出てきませんが、左心室の内腔の拡

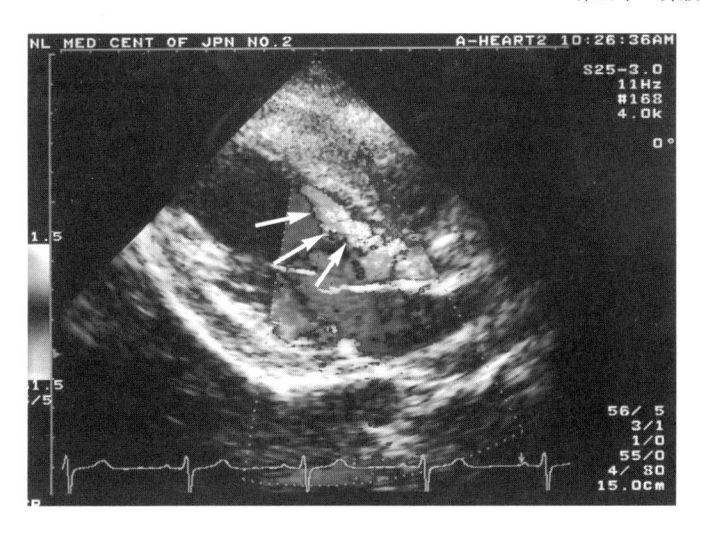

図10-7 大動脈弁逆流を示す心カラードプラー図（矢印）

大がある程度になったら人工弁置換術を行います。左心不全の症状が出るようになってからでは遅すぎると考えられています。

### 三尖弁閉鎖不全症

多くの場合は僧帽弁疾患のため肺高血圧症になり、そのため右心室が拡張して三尖弁がくっついている三尖弁輪が引き伸ばされ、その結果三尖弁が真ん中で合わなくなったため、血液が収縮期に右心室から右心房へ逆流するようになったことによります。その他には心内膜炎なども原因となります。

三尖弁閉鎖不全症の程度が強いと肝臓にうっ血を生じてきて腹水が溜まることもあります。三尖弁閉鎖不全症ではそれのみに対する手術はほとんど行いません。多くの場合は僧帽弁置換術プラス三尖弁輪縫縮術といったような組合わせで三尖弁の弁輪にワイヤーリングを縫いつけて弁輪を縫い縮める手術を行います。

なお、三尖弁狭窄症はほとんどありません。

## 肺動脈弁狭窄症・閉鎖不全症

　狭窄症はほとんどが先天性のものです。本症単独の場合もありますが他の先天性心奇型に伴うことが割合に多く認められます。右心室から肺動脈へ血液を押し流すのに抵抗があるわけで、右心室の肥大、拡張を生じてきます。軽度のものはそのままとしますが、それ以上では手術的に肺動脈弁の裂開術を行なってきました。しかし、最近ではカテーテルの先端につけたバルーンを狭くなったところで膨らまして弁口を開いてしまうことがしばしば行なわれます。

　右心室の肺動脈弁に近い部分が心筋の肥大により狭くなり、結果的には肺動脈弁狭窄と同じ状態になっていることがあります。この狭窄の程度が強い時にはその部位を拡げる手術をします。

　肺動脈弁での逆流はほとんどの場合、いろいろな疾患によっておきた肺高血圧によるもので、肺動脈弁そのものについては手術等はふつうは行ないません。

# 第11章　先天性心疾患

　先天性心疾患はどの国でも一定の割合で生じてきます。病気は軽症から重症までさまざまです。また、一種類の心奇形のことも、いくつかの心奇形が合併することもあります。しかし、近年の心臓血管外科の技術の改善により、生存率は全般にかなり高くなってきています。

　また、手術により成人に達することが可能になり、さらに長生きをされるようになった患者さん達が、その後どのような状態になっていくのかということについては、全世界で過去にそのような経験が十分にはないため、未知の領域となっています。先天性心疾患については小児期にほとんどが解決される為、簡単に触れるだけにします。

## 心室中隔欠損症

　左心室と右心室の間にある心室中隔に生まれつき孔があいている状態で、一番多い先天性心疾患です（図11-1）。左心室の収縮期圧のほうが右室の圧より高いために、収縮期には左室から右室へと動脈血が強い圧力で吹き込まれます。そのために大きな収縮期雑音を生じるので、聴診するとすぐに分かるのが普通です。ただ、あいている孔の大きさはいろいろなので、心臓に与える負担にも差があります。小さな心室中隔欠損の場合には、成長するにつれひとりでに閉じてしまうことが、統計によって違いますが、30～60％の確率であります。

　左心室から右心室への短絡量が少ない時には、放置しておいて

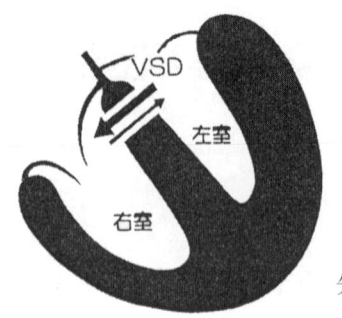

矢印は血液の流れを示す。

図11-1　心室中隔欠損症（VSD）

も、心臓にはほとんど影響はありません。ただし、感染性心内膜炎を起こし易いのでその点は要注意です。短絡量が多い時には心臓および肺血管に影響が及ぶので手術的に孔を閉じます。

## 心房中隔欠損症

　左右の心房の間にある中隔に生まれつき孔があいている状態です（図11-2）。普通は左心房の圧が僅かに右心房より高いので、左心房から右心房へ血液が短絡します。この孔は割合に大きいことが多く、多量の血液が逆流するのが普通です。そのため右心室も肺動脈も拡張します。
　心房内圧は低いので、たとえ短絡率が高くても心雑音も弱く、また、強い症状が出てくることも多くありません。そのため、小児期のチェックで見逃されて成長してから診断されることもあります。
　一次孔欠損と二次孔欠損がありますが、一次孔欠損は心内膜床欠損症という複雑な心疾患の一部をなしており、心室中隔欠損や

第11章　先天性心疾患

矢印は血液の流れを示す。

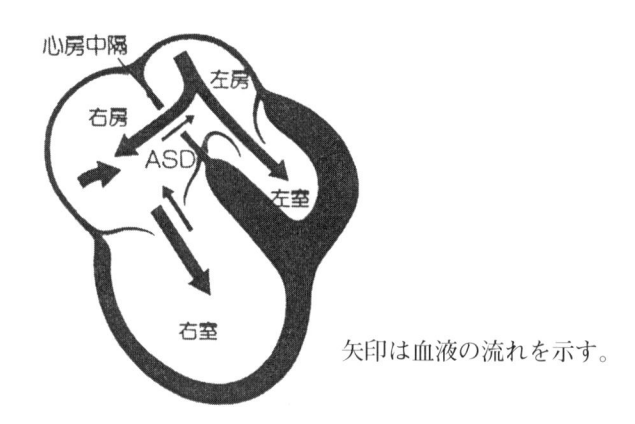

図11-2　心房中隔欠損症(ASD)

僧帽弁閉鎖不全などの、より複雑な奇形を合併していることも多く認められます。
　短絡量が多い時や、他の奇形とあいまって将来心臓への影響が大きいと思われるときには手術的に治療します。

## 動脈管（ボタロー管）開存症

　肺動脈と大動脈を繋いでいる動脈管は、胎児の時には大事な役割をしていますが、出生後肺呼吸をするようになると普通は数日で閉じてしまいます。しかし、閉じそこなう場合もあります。その場合には大動脈から肺動脈に血液が短絡します（図11-3）。大動脈圧は肺動脈圧より収縮期も拡張期も高いので、持続性の大きな雑音を生じます。肺動脈への影響がでてくると思われるときには手術的にこの血管を切断します。場合によっては開胸手術をせず、特殊な栓をはめ込んで治療することもあります。

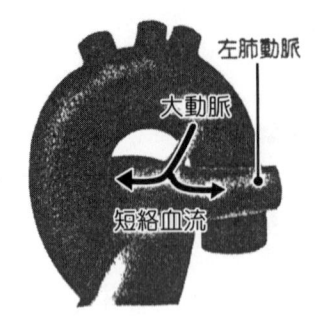

図11-3　動脈管（ボタロー管）開存症 (PDA)

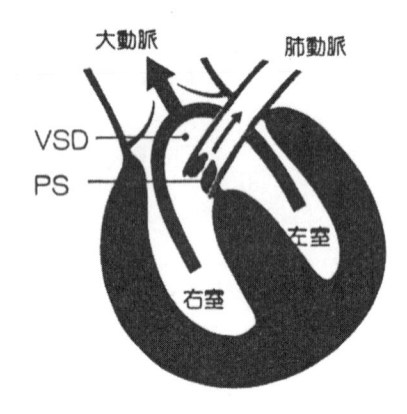

図11-4　ファロー四徴症

## ファロー四徴症

　心臓に四種類の異常がある先天性心疾患です。心室中隔欠損、肺動脈流出路狭窄、右室肥大があり、さらに大動脈が左心室と右心室の間から出ている奇形です（図11-4）。この疾患では右心室から静脈血が大動脈に流れ込むため、動脈血の酸素濃度が低くなり、その結果血液が濃くなり、唇とか頬が常にチアノーゼといわれる青黒いような色となり、指がタイコのバチ指などと称される変化を示します。
　治療は動脈を肺動脈につなぐ手術で幼児期を過ごし、その後根治手術をする二期的手術と、一度にすべての構造を修正する一期的手術を行う場合があります。

# 第12章　心筋症

　心筋症は原因不明の心筋そのものの病気です。定義では"心機能の障害を伴う心筋の疾患"とされます。種類としては肥大型心筋症、拡張型心筋症、拘束型心筋症、不整脈源性右室心筋症、その他分類不能の心筋症があります。
　その他に心筋病変の原因や背景にある全身疾患が判明している患者さんに生じてくる特定心筋症もあり虚血性、弁膜性、高血圧性、炎症性、代謝性、膠原病など全身疾患に伴うもの、筋ジストロフィーや神経筋疾患によるもの、アルコール性など過敏性、毒性反応によるもの、また産褥性心筋症があります。ここでは一番多い肥大型心筋症と拡張型心筋症について述べることにします。

## 肥大型心筋症

　心筋の変性疾患であり、左心室の肥大（時には右心室にも影響が及ぶ）が特徴です。この病態は遺伝性がかなり強く約半数に遺伝素因が認められます。左心室の壁が厚くなるため心臓が広がりにくくなるのが基本ですが、それに左心室から大動脈に血液が駆出される時に通過する部位に狭窄を生じてくる閉塞性肥大型心筋症と、その部位に狭窄を生じていない非閉塞性肥大型心筋症とがあります。さらに左心室の心尖部のみに肥大を来たす心尖部肥大型心筋症があります（図12-1）。
　症状としては、あまり特徴的なことは無く、動悸、時に狭心痛、めまい、失神などがありますが、それよりも心電図の所見が著明であるため、健康診断時の心電図で偶然発見されることも多いと

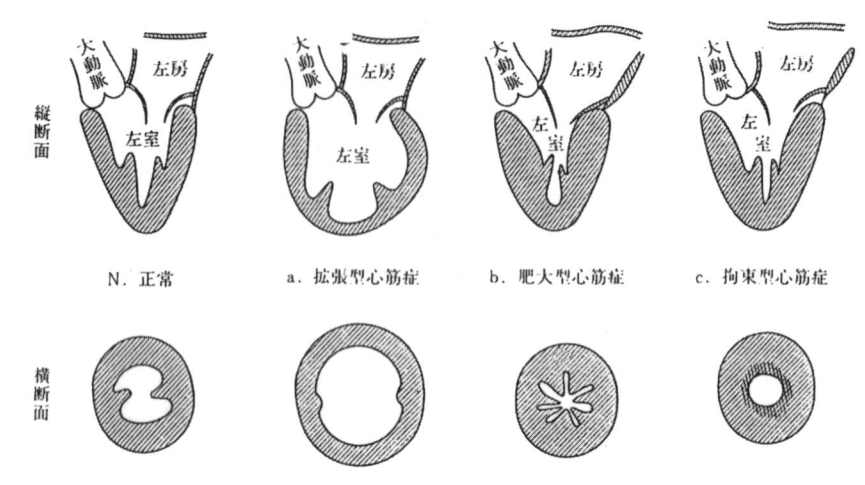

縦断面　N. 正常　　a. 拡張型心筋症　　b. 肥大型心筋症　　c. 拘束型心筋症

横断面

心筋症の臨床病型分類とそれぞれの特徴
a：拡張型心筋症；左室内腔の著明な拡大，壁収縮力の減少，うっ血性心不全の症状．
b：肥大型心筋症；左室壁の著明な肥厚，左室内腔の縮小，心筋収縮は正常ないし亢進．c：拘束型心筋症；左室内膜側の線維化，著明な拡張期あるいは左室充満障害．

図12-1　心筋症の種類

思われます。心電図には著明な左室肥大が示されます。
　左心室の壁が内側に向かって肥大するため、左室内腔は狭くなっていきますが、外に向かっては拡張せず、胸部エックス線写真では初期のうちは心拡大を示してこないのが普通です。したがってほとんど全ての患者さんで心エコー・ドプラー法による診断が行われています（図12-2）。さらに確定診断のためには心カテーテル、心腔造影、心筋生検が行われます。
　本疾患で亡くなる方の約半数は突然死で、その予防が治療の最大の目的になります。また、心室壁が厚くなるため血液を心室に受け入れるのに抵抗があり、心拍出量を十分に確保することが困難になり、心不全に結びつくことがあります。しかし、心筋病変の進行は割合ゆっくりとしていて、全体としてみれば割合に予後

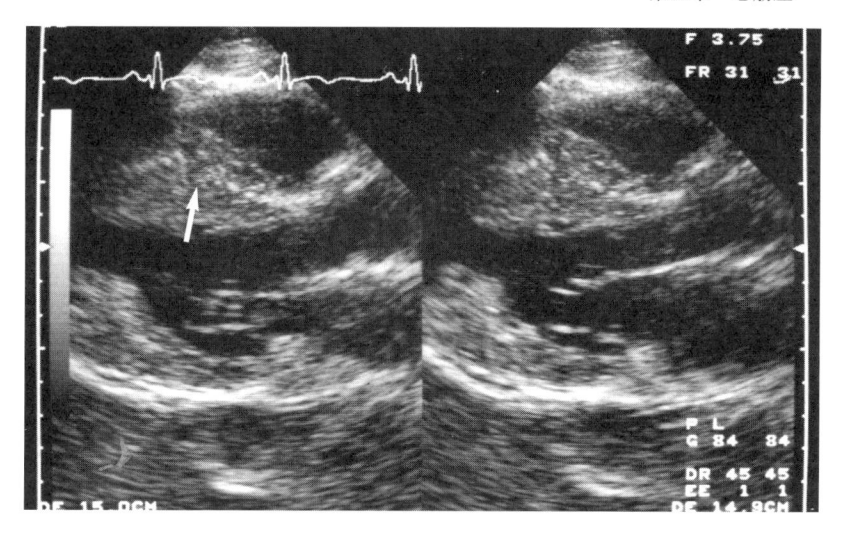

図12-2 肥大型心筋症の心エコー図
心室中隔（矢印）が著明に肥大している

が悪くなく、著明な心肥大があっても80歳をすぎるまで元気に活躍される方も見うけられます。ただ、一部に肥大型から拡張型に変化していくタイプがあり、このタイプは極めて予後が不良です。
　治療としては、不整脈による突然死の予防のため過激な運動は避け、左心室が過剰に収縮しないように$\beta$遮断薬やカルシウム拮抗薬を用いたり、抗不整脈薬を用いたりします。また閉塞性の場合には、その閉塞部位の肥大した心筋に分布している冠動脈内にカテーテルを用いて選択的にアルコールを注入し、人工的な心筋梗塞を起こさせて流出路の拡張を試みる方法もとられています。また人工ペースメーカーを用いた治療法もあります。わが国においては手術的に心筋を切除する方法はほとんど用いられていません。

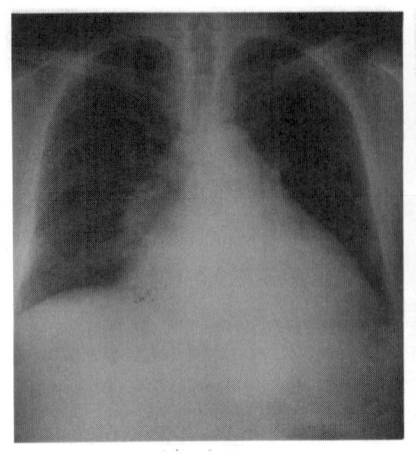

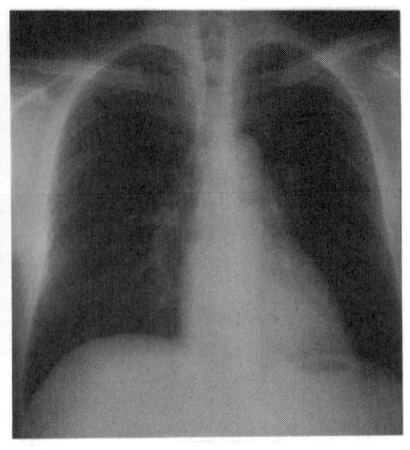

図12-3a　治療前　　　　　　　図12-3b　治療後

## 拡張型心筋症

　心筋の変性疾患で、心臓の内腔が次第に拡張していき、それに伴い心筋の収縮機能が著明に低下してうっ血性心不全を生じてきます。
　症状としては、息切れ、動悸、むくみなど心不全で一般的に認められる症状で、心筋症に特徴的な症状はありません。症状が出てくる前にたまたま健康診断などで胸部エックス線撮影をしたときに、心臓のサイズが大きくなっていることから精査をすすめられ診断がつくこともあります（図12-3）。本症の診断には心エコー・カラードプラー法が役に立ちます（図12-4）。また、左室造影では左心室全体の動きが著明に低下していることが認められます（図12-5）。
　また、後で述べる肥大型心筋症を早期に発見して経過を追ううちに、拡張型心筋症に変化してくることもあります。

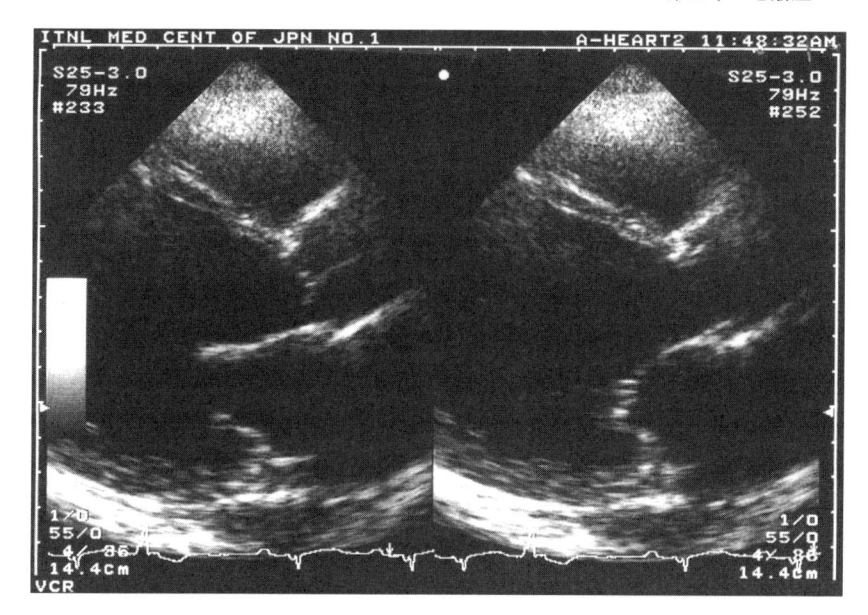

図12-4　拡張型心筋症の心エコー図
左心室の内腔が著明に拡大し、心室壁は薄くなり、収縮の動きが低下している。


　原因は不明ですが、心臓が拡張を示す心筋疾患はいろいろあるため、他の疾患による心筋症ではないことを証明する必要があり、心疾患の診断に用いられる検査法を駆使して原因疾患の有無を調べ、すべて否定されたときに除外診断として拡張型心筋症を診断します。
　既に初診のときから心不全の状態になっていることも多いのですが、その場合には安静、食塩制限、飲水制限など一般的な治療を基礎として、利尿薬、ジギタリス、アンジオテンシン変換酵素阻害薬（ACE阻害薬）、アンジオテンシンⅡ受容体拮抗薬（ARB）、さらにはβ交感神経受容体遮断薬（β遮断薬）などを用いて治療

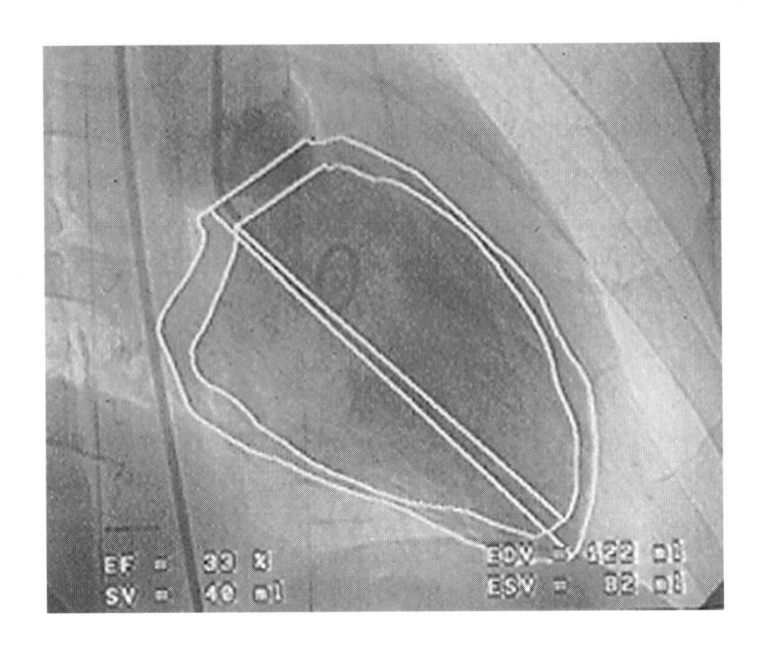

図12-5　拡張型心筋症の左室造影像
外側の線は拡張期、内側の線は収縮期。
収縮が極めて弱いことがわかる。

をします。とくに後の3者の有効性が次第に認められるようになってきています。

　しかし薬の使用によって、かえって心不全を増強したり、腎機能を低下させたりすることがあるため、治療が軌道に乗るまでは、循環器専門の医師のもとで薬の使い方などを注意深く検討してもらう必要があります。ACE阻害薬、ARB、$\beta$遮断薬が用いられるようになってから、拡張型心筋症の予後はかなりよくなってきています。生存期間も多少延長しますが、心不全が増強して入院したりするできごとも少なくなる効果が認められています。

　拡張型心筋症の死因は、心不全を繰り返すうちに次第に悪化してついには心不全で亡くなることが多いのですが、重篤な不整脈

を生じて突然死をされることも多いため、重篤な不整脈を認める場合にはアミオダロンなどの抗不整脈薬を用いたり、植込み型除細動器（人工ペースメーカーのように体内に植込み心室粗動や心室細動といった重篤な不整脈が生じたときに自動的に電気ショックを心臓に与えて不整脈を治す器械）を植込んだりする治療も最近は積極的に行われています。

　また、拡張型心筋症では左心室の壁の動きが著明に低下するため、血流が澱みがちになり心腔内に血栓を生じ易くなります。血栓が心室壁からはがれて血流に乗って流れていくと、脳梗塞とか腎梗塞とかを生じてきて、全身の状態をさらに悪化させます。そのためワルファリンとかアスピリンを用いて血栓が出来にくくする治療も行います。

　これらの治療にもかかわらず本疾患の患者さんの長期生存はなかなか難しく、心臓移植が唯一の原因治療ですが、脳死移植が認められた現在でも手術件数は微々たるもので、手術の適応があってもなかなか移植を受ける順番が来ないのが実情です。

# 第13章　心筋炎・心膜炎

## 心筋炎

　何らかの原因で心筋組織に炎症がおきた状態を云います。原因としてはウイルスによるものが多く、なかでもコクサッキーBウイルス、エコーウイルス、単純ヘルペスウイルス、インフルエンザウイルスなどによる感染性心筋炎が大半を占めます。他に細菌、リケッチア、クラミジア、真菌などによる感染性のもの、化学物質・薬物などによるもの、膠原病、サルコイドーシスなど全身疾患に合併するもの、原因不明のものなどがあります。臨床経過としては、急性心筋炎と慢性心筋炎とに分類されます。急性心筋炎は無症状のこともありますが、時には急速に進行し短期間で亡くなる劇症型心筋炎もあります。
　急性心筋炎が慢性心筋炎に変わっていくこともまれにはあると考えられています。しかし、慢性心筋炎の始まりは明瞭ではないことが多く、慢性心不全や重い不整脈などの症状が現れてはじめて心筋炎と診断される場合が大部分です。慢性心筋炎については、経過が慢性で病状もよく似ているため、拡張型心筋症の原因の一部をなしているのではないかと考えられています。

### 症　状

　急性心筋炎の初発症状は発熱、全身倦怠感、咳、悪心・嘔吐、関節痛、筋肉痛など風邪のような症状であり特徴的なものはありません。この症状に加えて傷害された組織の特徴により心不全症状（呼吸困難、ショック、チアノーゼ）、不整脈症状（痙攣、失神）、

心膜刺激症状や心膜炎（胸痛）症状が出現します。

身体所見としては頻拍や逆に完全房室ブロックによる徐脈、心音の変化や心雑音の出現、心不全に伴う心音、呼吸音の変化、頸静脈怒張、肝臓の腫大、浮腫も認められます。

検査所見としては、胸部エックス線写真で肺のうっ血像や心陰影の拡大を認め、心電図にも異常なＱ波、電位の低下や心筋梗塞まがいのパターンの変化が認められます。心エコー図では、もっとも心臓の収縮の異常を捉えやすく、侵された左心室の壁運動の低下、左心室心筋のむくみ、心のう液の貯留を認めます。採血による検査では炎症による白血球の増加、心筋から漏れてくる酵素の上昇を認めます。

また、ウイルスの抗体価の変化で診断されることもあります。心筋炎と確実に診断するためには心筋の生検を行って心筋炎の組織像を証明しなければなりません。しかし、慢性期になると心筋生検でも診断が確定出来る可能性は低いとされます。また、急性期でも炎症が心筋組織に一様にあるとは限らないため、生検すれば必ず診断が確定されるということにはなりません。時には心筋シンチグラフィーによる診断を試みることもあります。

## 治　療

### 急性心筋炎・劇症型心筋炎

急性心筋炎を疑う時には入院・絶対安静とし、血圧や心電図の監視をします。循環状態が次第に悪化していく場合には、心臓にカテーテルを留置して、さらに詳細に循環の状態の監視をします。劇症型の場合にはきわめて短時間で病態が悪化するため病状の把握を正確に行うことはもとより、状態の悪化したときには心肺補助循環装置が使用可能な施設に早急に収容する必要もあります。

循環の状態がやや低下している場合には、カテコラミンなどを

用い、さらにニトログリセリンなどの血管を拡張させる薬も用いて心臓の収縮力を高め、血管を拡張させて心臓の負担を減少させるような治療を行います。循環の状態が落ち着いていれば心筋が壊死に陥ったり、心臓が拡張してしまうのを予防するためACE阻害薬なども合わせて用います。これらの薬による治療に十分に反応せずさらに悪化していくようであれば、大動脈内バルーン・パンピング（IABP）や経皮的心肺補助（PCPS）を使用して循環状態の改善を試みます。

　時には高度の心ブロックを起こすこともあり、その場合には一時的に体外式人工ペースメーカーを用いることもあります。劇症化した心筋炎の予後は極めて悪いものでしたが、最近ではこのような方法で循環状態が極めて悪化した時期を乗り越えれば救命しうることがしばしば報告されるようになってきました。

### 慢性心筋炎

　現在慢性心筋炎の治療についての万国共通の治療指針はありません。心臓が著明に拡大して心不全状態に陥っている場合にはACE阻害薬、利尿薬、ジギタリスなど、場合によっては一部の$\beta$受容体遮断薬を用いることもあります。

　他に免疫抑制療法、免疫調節療法、グロブリン療法、抗ウイルス療法などがありますが、まだ方法として確立されてはいない状態です。

## 心膜炎（心外膜炎）

　心臓は心嚢と呼ばれる袋の中に入っています。その心嚢の内側と心臓の外面を覆っている一続きの膜を心膜あるいは心外膜とよびます。それはちょうど、ちょっと膨らませたゴム風船の中に向かって外側から拳をぎゅうっと押し込んだ時のゴム風船の内側の

面と考えると分かりやすいかと思います。

心膜炎では、心嚢内に浸出液や血液が貯留したり、フィブリンや線維が析出したり、癌が浸潤したりします。心嚢の中に急速に100から200mlの液体が溜まっただけでも苦しさを生じてくることがありますが、ゆっくり溜まるときには1リットル溜まっていても無症状のことがあります。

原因としては細菌、ウイルス、結核などによる感染性のもの、リウマチ熱、関節リウマチ、全身性エリテマトーデスなど膠原病によるもの、甲状腺機能低下症、腎不全、心筋梗塞、解離性大動脈瘤、悪性腫瘍（肺がん、胃がん、悪性リンパ腫など）いろいろのものがありますが、原因が明瞭でないものもかなりあります。

症　状

急性心膜炎では胸苦しさ、胸痛、疲れやすさ、呼吸困難が主な症状です。急速に心嚢水が溜まる場合には、心臓そのものが拡張するのが障害され、十分に心臓に血液が戻ってこられなくなるため、全身に打ち出す血液量も減少してしまいます。この状態を心タンポナーデと呼びます。急性心膜炎が生じた後や開心術後などに、溜まっていた心のう液が消失した後、心膜同士がくっついてしまい、次第にその癒着した膜が厚くなり、線維化、石灰化も生じて、心臓が拡張しにくくなり、さらには癒着して肥厚もしている心膜が心臓を外から締め上げていくことがあります。その状態を収縮性心膜炎と呼びます。

診　断

急性心膜炎では特徴的な心電図所見があるため、症状などから心膜炎を疑って心電図を記録した際には診断を確定するのはさほど困難ではありません（図13-1a、1b）。また、心臓液の貯留は心エコー図により容易に診断することができます（図13-2）。収縮性

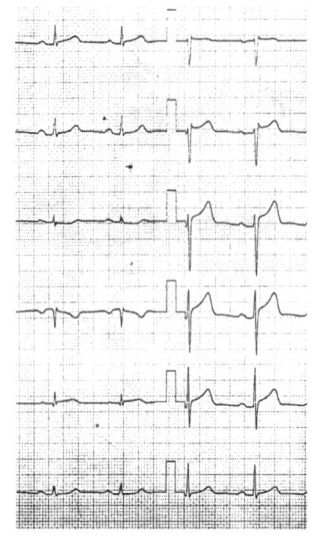

図13-1a　急性心膜炎の心電図
　　　　発症時
多くの誘導でＳＴ波が上昇している

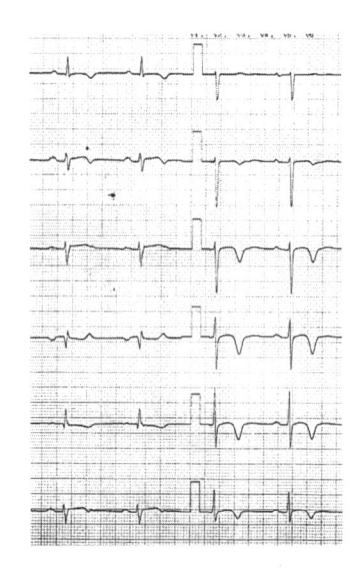

図13-1b　急性心膜炎の心電図
　　　　数月後

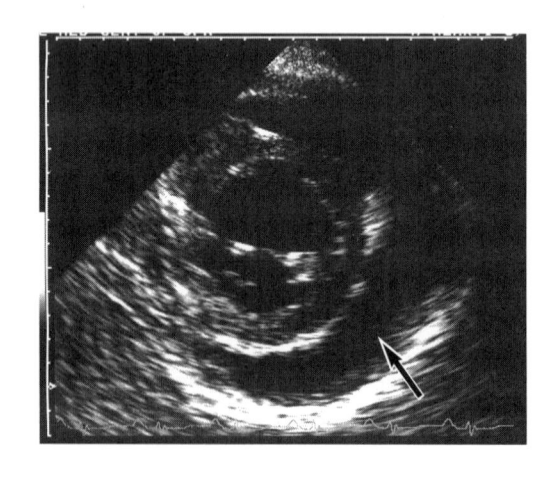

図13-2　心のう液の貯留を示す心エコー図

第13章 心筋炎・心膜炎

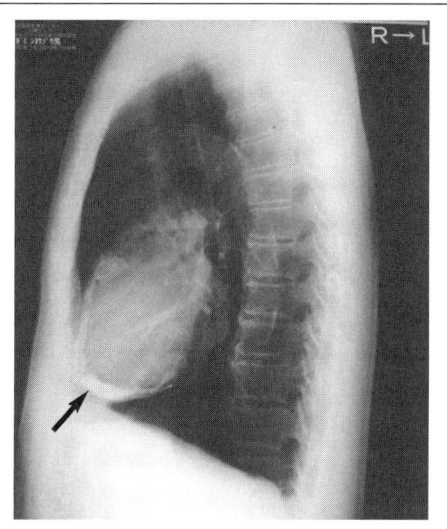

図13-3 心膜炎が治まった後で石灰化を起こした状態をしめす胸部エックス線写真。

心膜炎は石灰化を生じている場合には胸部エックス線写真により診断はさほど困難ではありませんが、そうでない場合には診断が困難な場合があります（図13-3）。

治　療

たいていの急性心膜炎は経過を観察している間に自然に治っていきます。心タンポナーデの場合には穿刺して廃液をしますが、心のう内にチューブを留置して持続的に排液をすることや、外科的に心のうに穴を明けて胸腔と交通させて、心のう液による心臓への圧迫を解除することもあります。収縮性心膜炎の際には、手術的に癒着している心膜の剥離術を行い心臓を締め付けている心膜を取り去ってやることが必要です。癌性の場合には心膜を癒着させて液が溜まらないようにすることもあります。

# 第14章　心内膜炎

　心内膜炎の原因としてはリウマチ熱、全身性エリテマトーデスなどもありますが、臨床上最も多いのは感染によるものです。感染の原因としては細菌による場合が多いですが、真菌（かび）、ウイルスあるいはリケッチアなどによる場合もあります。

## 感染性心内膜炎

### 症　状
　症状としては発熱、全身倦怠感、頭痛、筋肉痛などいろいろな疾患で認められる特徴のない症状しかないため、原因不明の発熱と心雑音を聴取する場合には感染性心内膜炎も疑って、いろいろと検査をして確かめることになります。感染性心内膜炎の際にはオスラー結節（指先などに出る痛みを伴った小さな紅斑）とか爪の下に線状出血を認めるなどが有名ですが、最近では治療が有効になってきたためかほとんど見かけなくなりました。
　この疾患は先天性心疾患あるいは後天性の弁膜症など心臓に異常のある人たちで発症することが多く、人工弁（機械弁あるいは生体弁）置換術後、ファロー四徴症、大血管転位症、心室中隔欠損症、心内膜床欠損症とか動脈管開存あるいは僧帽弁疾患、大動脈弁疾患などに多く生じてきます。また心室内閉塞を伴う肥大型心筋症では狭窄による血流ジェットがぶつかる大動脈弁あるいは心室中隔などに生じてくる可能性があります。
　抜歯など口腔内の操作、扁桃腺摘除術、前立腺摘除術、人工妊娠中絶など骨盤腔内の操作、血液透析などをしたときに流血中に

起因菌が入りこみやすく、傷んだ心内膜に感染します。とくに、副腎皮質ホルモンあるいは免疫抑制薬による治療を受けている人では感染しやすくなっています。また、元来異常のなかった右心系の三尖弁に心内膜炎を生じてくるときには、不潔な注射器で覚せい剤を静脈注射などした時起きやすいため注意が必要とされます。

　一般的には歯科での抜歯などの口腔内の観血的操作の時に感染しやすいため、最近では歯科においても弁膜症などあることが分かっている人達の抜歯の際には、あらかじめ抗生物質を使ってから抜歯するなど注意をするようになってきています。なお正常な歯の抜歯後でも60から80％の確率で血液から細菌が見つかると報告されています。

　流血中に入った細菌などは、弁膜症あるいは先天性心疾患のために生じた血液のジェット流で傷ついた心内膜にくっつき、繁殖して感染巣（疣贅：ゆうぜい）を作ります（図14-1）。特に真菌（かび）による疣贅はとても大きくなるので有名です。疣贅に巣食った細菌たちは周辺の心内膜や弁膜を破壊して心不全を生じてき

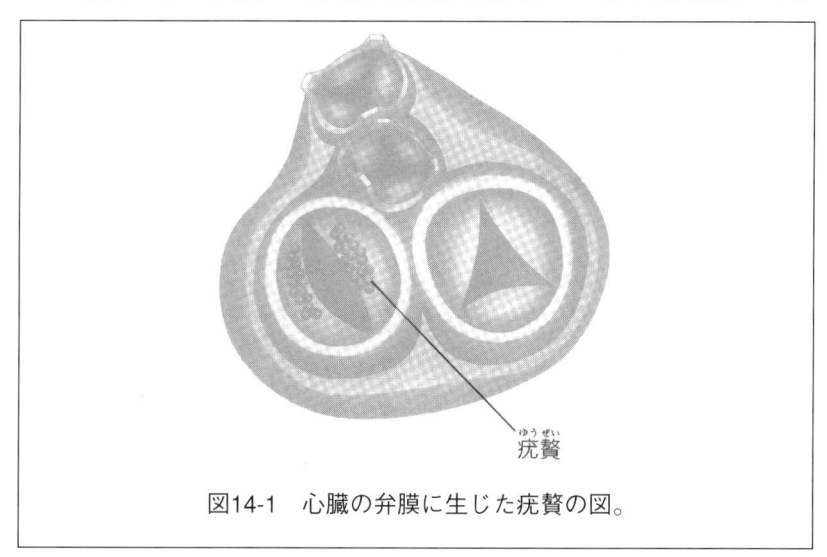

図14-1　心臓の弁膜に生じた疣贅の図。

ます。疣贅が砕けて血流にのって流れて脳の血管に詰まって脳の膿瘍を作ることもあります。

このように元来心臓病であったひとで、しばらく原因不明の熱が続くときは、本症を疑って心エコー・ドプラー法で先天性心疾患あるいは弁膜症の有無、心腔内に疣贅があるかどうかを確認します。また、同時に感染症の有無を確認するため白血球数、CRP、血沈、γ―グロブリン値を測ります。もしもこれらの病歴、症状、身体ならびに検査所見から感染性心内膜炎が疑われる際には、細菌の確認ならびに抗生物質に対する感受性を確かめる目的も含めて24時間以内に少なくとも3回の血液培養を反復します。細菌が証明されたときには、その細菌に効く抗生物質により治療を開始します。

原　因

心内膜炎の原因となる細菌は黄色ブドウ球菌や緑色連鎖球菌などが元来多かったのですが、最近では腸球菌なども多くなり、多彩になってきています。黄色ブドウ球菌は組織を破壊する力が強い強毒菌で、基礎疾患のない弁膜にも感染し、弁の破壊が早く急速に病状が悪化します。緑色連鎖球菌は健常人には病原性を示さない弱毒菌で、感染症の症状、所見も乏しく診断がつくのが遅くなりがちです。しかし、幸い進行も遅いので、診断が付けば治療が間に合うことが多く、死亡率は高くはありません。

治　療

治療はペニシリン系の抗生物質の静脈内長期大量投与が必要で、時にはアミノグルコシド系の抗生物質の併用も行うこともあります。なお、ペニシリン系の抗生物質に対してアレルギーであるひとではバンコマイシンを用いることがあります。

ただ、抗生物質を用いた内科的治療が有効でないとき、塞栓症が

頻発するとき、心不全が悪化していくとき、原因菌が真菌であるとき、人工弁に感染したとき、膿瘍を形成してきたときなどは外科的治療の適応があります。また、植込み式人工ペースメーカーの本体あるいは電極に感染することがあり、その際にも人工ペースメーカーおよび電極の全てを取り出すことが必要になります。

## リウマチ性心内膜炎

　非感染性心内膜炎の一つで、リウマチ熱に伴って起きる心内膜の炎症です。リウマチ熱はA群溶血性連鎖球菌感染（溶連菌）によって生じる疾患で、自己免疫反応によって心炎を生じ、その一部として心内膜炎も生じてきます。心内膜炎の結果として弁膜の肥厚、弁同士の癒着、弁下の腱索の肥厚・短縮などを生じ、その結果弁の狭窄あるいは閉鎖不全を生じいろいろな弁膜症の原因となります。

　リウマチ熱の診断は、診断基準に従って判断します。発熱、頻脈（脈が早くなる）があり、疲れ易くなり、顔色も悪くなります。関節炎を伴うことも多く、ふつう対称的にいくつかの大きな関節がつぎつぎに痛み、赤くはれてきて動かしにくくなります。しかし、心内膜炎に特徴的な症状は無く、全身症状、血液検査、心音および心雑音の変化ならびに心電図変化、心エコー・ドプラー所見を注意深く、経過を追って観察することにより、初めて診断されることになります。

　心炎を生じているときには、数ヶ月に亘る安静が必要となります。溶連菌感染に対しての治療はペニシリンを用いて行いますが、ペニシリンに対してアレルギーがある時にはマクロライド系またはセフェム系抗生物質を使います。また、心内膜炎によって弁膜が癒着・変形して弁膜症にならないように、抗炎症作用をもつ薬剤の投与も行われます。

リウマチ熱は現在でも発展途上国では多く認められ、後天性弁膜疾患の原因となっていますが、幸いわが国を含め、先進国においては激減し、また軽症化してきています。

## その他の非感染性心内膜炎

　全身性エリテマトーデスで心内膜病変が時として認められます。主として僧帽弁あるいはその付近の左心房の内膜に生じますが、臨床症状はほとんど無いために、たまたま心エコー図を記録した際に見つかるか、あるいは不幸にして亡くなり解剖した際などに見つかります。

　白血球の中で赤く染まる好酸球が増える好酸球増多症候群の時に心内膜炎が起きることがあります。その際には心室壁に血栓が付着したり、それが剥がれて血流に乗り塞栓を生じることがあります。また、心内膜が厚くなり心臓の拡張性が損なわれる拘束性心内膜炎も起きることがあります。急性期にはステロイドなどで治療しますが、慢性期には心不全の治療が主となります。

# 第15章　心臓腫瘍

　心臓原発の腫瘍は極めてめずらしいものですが、その中で一番多いのは良性の粘液腫です。ほかの所にできた腫瘍が心臓に転移してくる二次性の腫瘍としては肺癌、乳癌、悪性黒色腫などが主なものです。また、腎臓癌や骨肉腫などの悪性腫瘍が静脈内に成長し、ついには右心房、右心室などに到達することもあります。極めて稀には特別な子宮筋腫が静脈内に入り込み、静脈内で成長して右心房、右心室を経て肺動脈に達することもあります。

　粘液腫は大多数のものが左心房に生じ、残りのほとんどは右心房に生じます。心腔内で腫瘍が血流によって動くため、心臓の動きにともなって心雑音が変化することがあり、そのために発見されることがあります。ときには腫瘍が心臓の弁口を塞いでしまうことがあり血液が流れないために意識を失ったり、突然死したりすることもあります。程度が軽く咳込むくらいの時は風邪や気管支炎と間違えられることもあります。疑いさえすれば心エコー図により比較的容易に診断することができます（図15-1）。手術的に摘出をします。

　その他の原発性あるいは転移性の腫瘍の手術的摘出はほとんど不可能です。悪性リンパ腫では制癌剤による化学療法で一時的によくなることがあります。

　心膜に転移をして心膜液が溜まり心臓が圧迫されて膨らみにくくなる状態（心タンポナーデ）になったような時には排液のための手術を行ったり、薬による心膜癒着を試みることがあります。

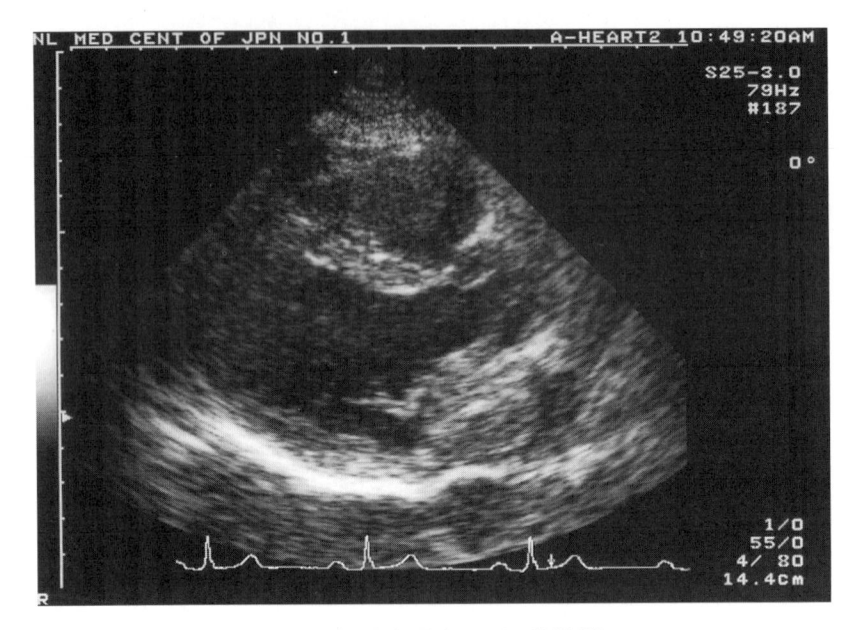

図15-1 左心房内にある粘液腫

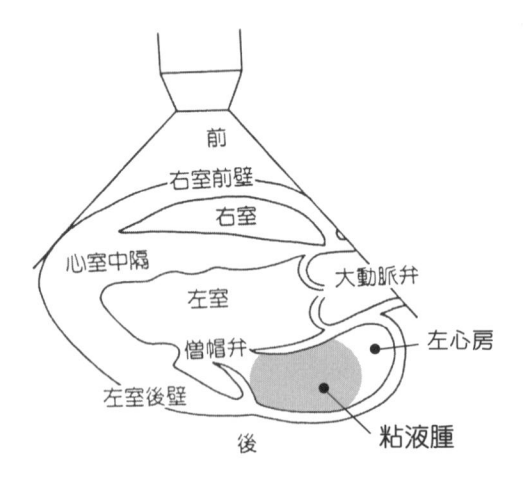

図15-2

## 第16章　大動脈瘤
### （解離性大動脈瘤も含む）

　瘤とはコブのことで、大動脈の壁がコブ状に膨らんでしまうことがあり、これを大動脈瘤と云います。このコブが突然裂けて急に亡くなる方がいられるので注目されています。かの有名なアインシュタイン博士も腹部にできた大動脈瘤の破裂で亡くなりました。このような大動脈瘤にはいくつかの種類があります（図16-1、16-2）。

１．紡錘状動脈瘤：これは大動脈の壁の病変部位が比較的広いために、大動脈が紡錘（糸巻）のように全体として膨らんで来るもので、ほとんどの場合動脈硬化症が原因となっています。無症状のことが多いので、たまたま別の目的で行なったCTなどの検査で

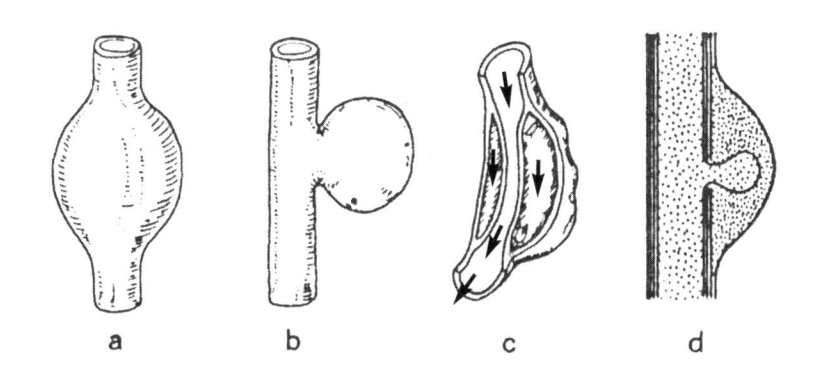

a：紡錘状動脈瘤
b：嚢状動脈瘤
c：解離性動脈瘤
d：仮性動脈瘤

図16-1　大動脈瘤の種類

図16-2 大動脈瘤の部位別分類。

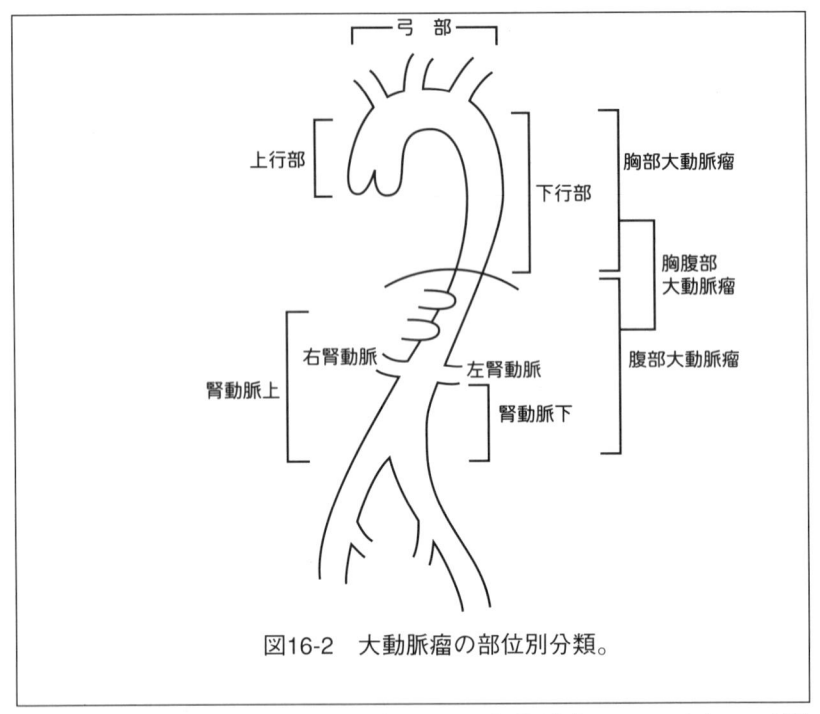

見つかることが多いとされます。この大動脈瘤の90％ぐらいが腎動脈が分かれた部位より末梢の腹部大動脈瘤です（図16-3）。

2．囊状動脈瘤：大動脈の壁の一部にだけ病変が存在するため、壁の一部分だけが膨らんで瘤を作ったものです。原因としては炎症あるいは外傷によるものが多いとされます。

3．解離性大動脈瘤：動脈の壁は内膜、中膜、外膜の三層の組織から成りたっていますが、その内膜に裂け目が出来て大動脈壁内へ血液が流れ込み、さらに中膜をその血液が裂いていってしまうものです。血液が壁の裂け目に流れ込む入口とその血液が出ていく出口がある場合と、入口だけの場合とがあります。裂けた腔の中に入った血流に出口が無いと、中に入った血液の圧力で大動脈を破裂させてしまうか、あるいは中膜と内膜を大動脈の内腔に向かって膨らませ、内腔を狭めてしまい、それより末梢への血液が

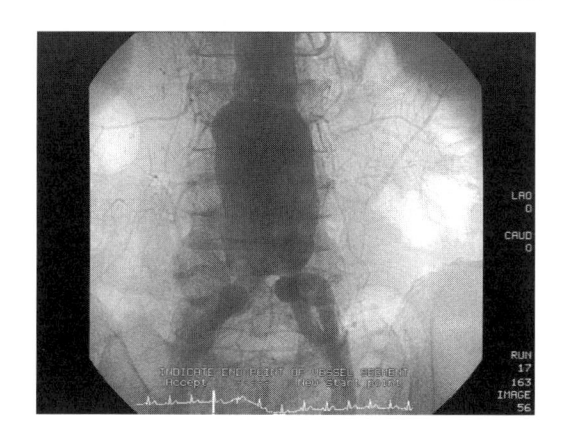

図16-3 腹部大動脈瘤の血管造影像。
太くなっているところが動脈瘤。

流れにくくなってしまうことがあります。

## 診　断

　紡錘状動脈瘤と囊状動脈瘤は何時の間にか出来ているため、エックス線写真とかエックス線CTを撮影したとか腹部エコー検査をしたといった時にたまたま発見されることがほとんどです。
　解離性大動脈瘤は発症時に普通は解離の発症部位付近に激痛を感じ、その痛みの部位が解離が広がるのにつれて移動していくため、まず確実に発症時点は分ります。しかし、心筋梗塞とよく似た症状であることも多く、この二つの疾患の鑑別が必要になります。
　胸部エックス線写真（図16-4）あるいは腹部エックス線写真、エックス線CT（図16-5）、心エコー・ドプラー法、磁気共鳴法、血液検査などにより診断をつけます。

## 治　療

　大動脈瘤の手術では、ダクロンなどで作った人工血管で動脈瘤の部分を置き換えます。大動脈弁の障害を伴う上行大動脈瘤の場合には人工弁と人工血管が一体となったものを使います。大動脈弓部の手術時には、その部位から脳へ行く頸動脈などを分岐するため、脳の循環を損なわないように、低体温法などを使って十分に配慮した上で手術が行われます。なお、大動脈弓部には声帯に行っている反回神経が走っており、手術時にそれを圧迫したり傷つけると声帯の動きが悪くなり、声がかすれることがあります。

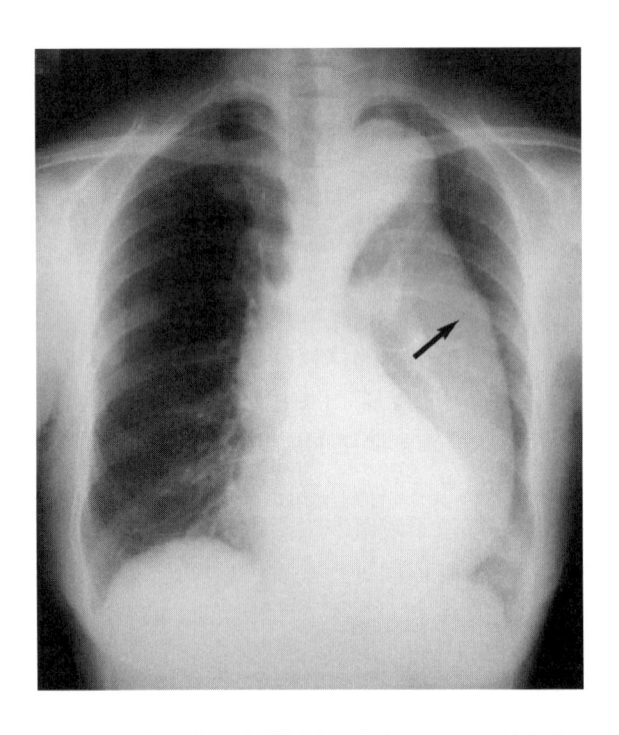

図16-4　胸部解離性大動脈瘤の胸部エックス線写真。大動脈が著明に太くなっている（矢印）。

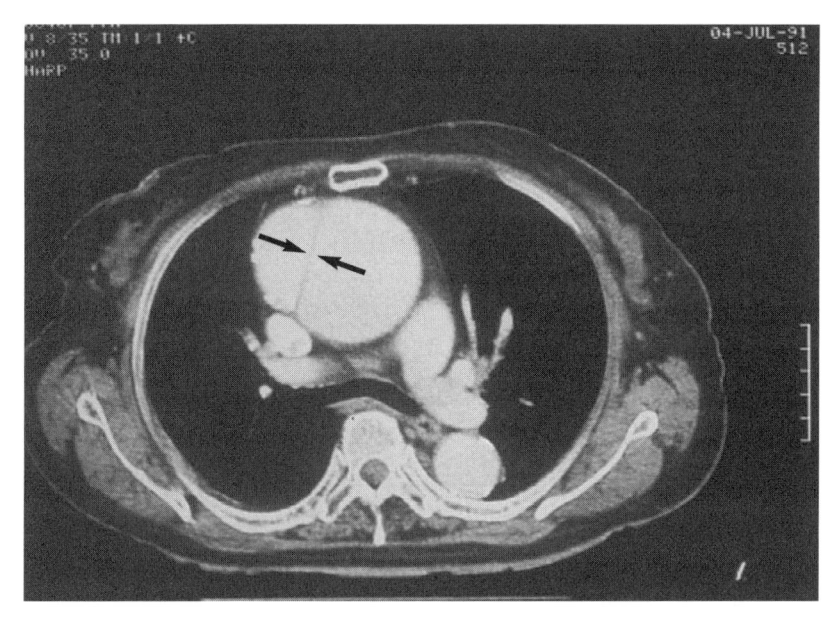

図16-5 上行大動脈の解離を示すＣＴ像。
大動脈が著明に太くなり解離した膜が真の大動脈腔と
偽の大動脈腔（解離腔）とを隔てているのが分かる。

## 紡錘状動脈瘤：

　瘤の直径が５cm以上あるいは本来の血管径の２倍以上になったら、その後の病気の進行が早く、また破裂する危険が高まりますので手術により治療します。最近は手術成績も向上してきたため、瘤の直径が４ｃｍぐらいになったときに手術をすることも行われるようになりました。なお、動脈硬化に伴って生じることが多く，他の冠動脈、頸動脈など他の血管の硬化性病変もあり得ることから手術前にこれらの合併の有無を確認します。

### 嚢状動脈瘤：

このタイプの大動脈瘤は膨らんだところに血液が流れ込んでいる時には特に破裂する危険性が高く、積極的に手術します。

### 解離性大動脈瘤：

このタイプの大動脈瘤は図のように分類されます（図16-6）。スタンフォード分類のA型、つまり上行大動脈に解離がある時は手術をしない場合には死亡率が極めて高いために、かならず手術を勧めることになります。大動脈弓部からは脳に行く重要な動脈も分れており、この部分の手術は、術後に脳の障害が生じることを

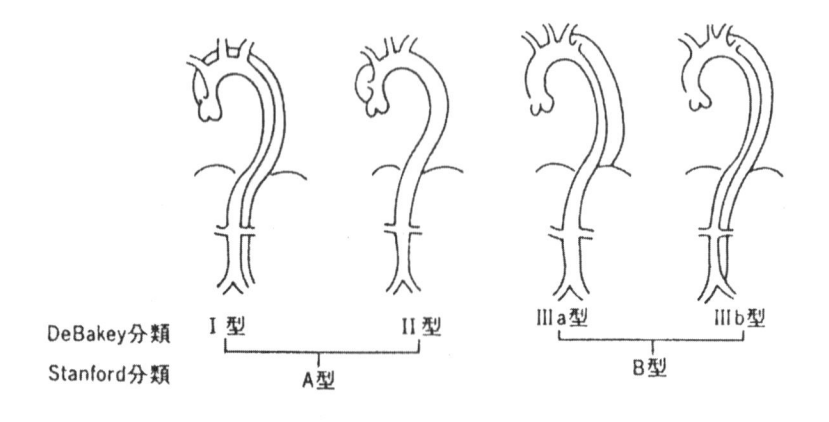

```
DeBakey分類    I型        II型      IIIa型      IIIb型
Stanford分類        A型                    B型
```

図16-6　解離性大動脈瘤の病型分類。

ある程度覚悟しなければならない難しい手術です。

　スタンフォードＢ型の場合、つまり解離が下行大動脈（胸部ならびに腹部大動脈）に限定される場合には薬を用いて血圧を下げる治療と手術による治療の効果がほぼ同じなので、たいていは薬による治療を選ぶことになります。また、下行大動脈瘤ではステント挿入による治療を行うことがあります（図16-7）。なお、手術後も一定期間毎にＣＴなどで大動脈の状態を確認します。もし動脈瘤のサイズが次第に大きくなっていく場合には手術を考慮します。

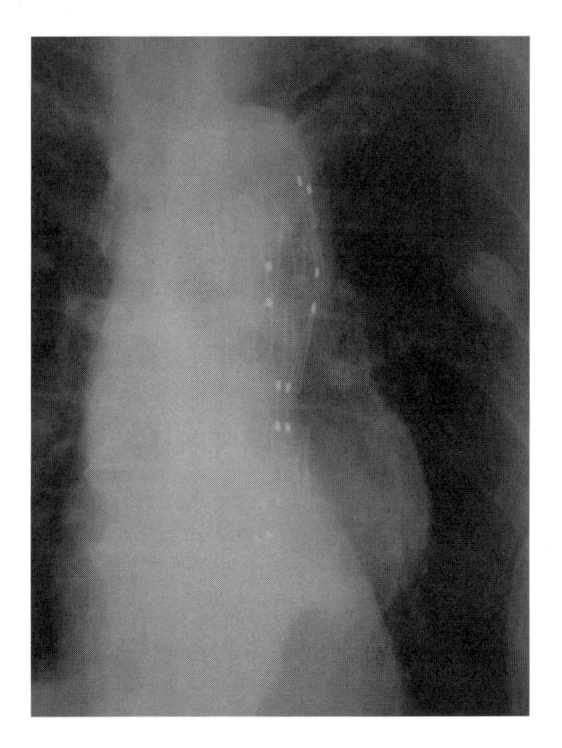

図16-7　解離性大動脈瘤のステントによる治療。ヘアピンが散らばっているように見えるのがステント。

# 第17章　肺血栓塞栓症

　心臓へ戻った静脈血は右心室から肺動脈へと流れて行きます。肺動脈はまず左右の肺動脈に分れ、その後肺のそれぞれの部分に血液を分布させるために、どんどん枝分れしてついには毛細血管になります。その後、肺静脈となり、次第に枝を合わせながら太い肺静脈となりついには左心房へつながります。このような構造であるので、もしも静脈に何か大きなものが流れ込んでも、どれかの太さの肺血管に引っ掛かってしまい、静脈血は濾過されてしまうことになります。

　一方、何かが引っ掛かってしまった肺動脈には血液が流れ込めなくなります。これを肺塞栓症といいます。塞栓の原因が血液が固まってできた血栓の場合には肺血栓塞栓症といいます。もしも、大きな血栓がつまって血液が流れなくなり、そこの組織が死んでしまった（壊死）場合には、それを肺梗塞症といいます。肺の組織には肺動脈からの静脈血だけでなく、大動脈から枝分れした気管支動脈からの動脈血も流れています。そのため、肺動脈側が詰って血流が途絶えても、気管支動脈からの血流があるため、そう簡単には肺梗塞にはなりません。

　肺血栓塞栓症の原因となる血栓は、多くの場合下肢の静脈炎あるいは静脈瘤でできた血栓、あるいは骨盤内の静脈にできた血栓がはがれて、静脈の血流に乗って流れて行き、肺動脈に詰ってしまうというのが一番多いとされています。

　肺塞栓が大きな血栓によるものであると、それが肺動脈に詰ったショックで突然死を惹き起こす、場合もあります。また、一つひとつの塞栓は大きくないけれども、時間をかけて多数の血栓が

あちこちに詰ると、肺動脈の血流に対する抵抗は非常に増大し、ついには肺高血圧の状態になります。この状態では右心室が肺動脈に静脈血を打出すのに非常に圧力を必要とするような状態となり、ついには右室肥大、右心不全ひいてはうっ血性心不全になってしまうことがあります。

症状は、強ければショック、あるいは突然生じる胸痛・胸ぐるしさ、息苦しさなどです。

胸部エックス線写真でときに無気肺を認めたり、心電図で右室肥大を認めることもあります。しかし、確定診断にはラジオアイソトープを用いた肺血流シンチグラムが有用です。これは、やや大きな（といっても顕微鏡サイズの）蛋白質の塊にラジオアイソトープをつけ静脈内に注射します。血液がちゃんと流れる枝では、末梢までこの塊は流れ込みついには行き着くところに引っ掛かります。それに反して、血栓が詰ってしまっている枝には流れ込めません。こういう状態でアイソトープの出す放射線の写真をとると図17-1のような血流の欠損部位を示す写真を撮ることができます。

図17-1 肺血栓塞栓症の肺血流シンチグラム
血流がいろいろな部分で認められなくなっている。

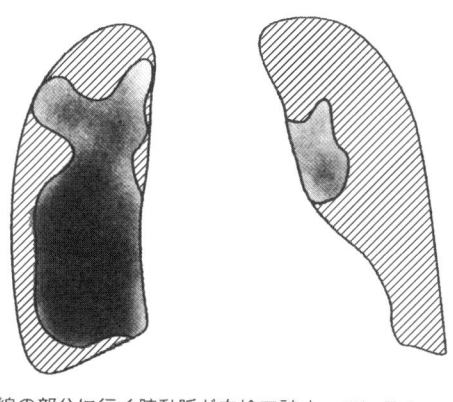

斜線の部分に行く肺動脈が血栓で詰まっているのでアイソトープを含んだ血液が流れ込まず、詰まったところが、ガンマ線の欠損となって示されている。

肺血栓塞栓症の発症直後では、血栓溶解薬をもちいて溶かす治療が有効であることがあります。また、大きな血栓が太い肺動脈内にあるのが分り、手術的に取り除くことに成功する場合もあります。
　長期的には、静脈内に血栓ができないように、血小板凝集抑制薬や抗凝固薬を用いて治療を行います。また、バス旅行などで長時間椅子に座ったままだったりすると血栓ができやすいので、ときどき足を伸ばし筋肉を動かしてやる必要があります。脱水もまた血栓の原因となります。テニスやゴルフなどスポーツの時には脱水にならないように、適当に水分の補給をするよう気をつけましょう。

# 第18章　心臓性突然死とは

　先年高円宮さまがスカッシュの練習中に急逝されましたが、それまでお元気であったと云うことから、ショックを受けられた方が多いと思われます。しかも運動中などに突然心肺停止の状態になった人の蘇生率は10％にも満たないとも報道されているので、さらにショックが大きくなったと思われます。運動中とは限りませんが、読者諸氏の周辺にも突然に亡くなられた方が何人かおありのことと思われます。

　突然死の予防は容易なことではありませんが、それでも常日頃の心がけ一つで、ある程度の予防は出来ると考えられます。ここでは各項の内容と一部重複するところもありますが、大切なことなので、心臓及び大血管に関連した突然死の原因、予防についての概略をまとめて述べることにします。

　突然死の定義はさまざまで、世界中で統一されているというものはありませんが、一応"瞬間死を含め、発症から24時間以内（または１時間以内）の予測しない内因性死亡"とされています。内因性とは体外から加わった原因によるものではなく、自身の身体そのものに原因があることを言います。しかし、精神疾患があって自殺をした場合は、原因は身体の一部が関与してはいますが内因性死には含めて考えません。

　さて、心臓性突然死を生じる状況の一つとして運動があります。東京都監察医務院の報告では運動中に突然死亡した約220人（平均年齢35歳）の約９割には心肥大や冠動脈硬化が認められたとされています。つまりこのグループの内の９割の方がすでに心臓に異常を抱えていたことになります。しかし、これらの突然死した

方々は生前には運動することが可能であったわけであり、おそらく自覚症状はなかったか、或いは極めて軽度のものであったものと想定されます。まさか自分が運動中に突然死亡するとは夢にも考えていなかったに違いありません。

　スポーツに関して言えば、スポーツをしてさえいれば健康が保てると信じている人たちがいます。例えばジョギングですが、ジョギングをしていれば健康が保てると考え、身体の状況に配慮せずに行ない、突然死した人たちは結構多いものであると報告されています。ジョギングが健康に良いと提唱して実行したご当人がジョギング中に突然死したこともよく知られています。少なくとも体調や気候に配慮した上で無理せず行うことが原則でしょう。25～30歳を過ぎれば、スポーツで体を鍛えるといった考えは持たず、現在ある機能をよい状態に保つために行うと考えるのがよいと思われます。

　最近は高齢者の登山がかなり盛んに行われているようです。この場合でも、身体に問題のない人々に関しては気分転換にもなり結構なことだとは思われますが、登山中に何らかの重い循環器系あるいは呼吸器系の疾患が突然発症した場合には、対応することが極めて困難です。循環器系にこのような異常が生じたときには、多くの場合、治療が開始されるまでの時間が予後を大きく左右します。例えば急性心筋梗塞を生じたときに予後を割合によく保つことができるのは、発症後3～6時間以内に治療を完了しえた場合です。最近は携帯電話の普及により山の中からでも異常事態発生の連絡は取りやすくなったと思われますが、患者移送が容易ではないし、山の近くに十分な機能を備えた医療施設がある可能性も高くはありません。

　登山の際に心臓が被る影響としては、例えば冠動脈の狭窄性病変があるときに、酸素濃度の低下する高山に普段持ちなれない重さの荷物を背負って登山すれば、心臓の仕事量が増えて酸素需要

が増加する上に酸素補給が難しくなるわけで、心臓の酸素不足を生じやすくなり、狭心症を生じても不思議ではありません。また、体の仕事量が増すため心臓が拍出する血液量も増し、血圧も上昇して冠動脈の壁を傷つけ、血管内に血栓を形成させる可能性もあります。さらに、多量の発汗をし、水分の補給も不十分なことから血栓が生じやすい状況にもなっています。血栓ができ、冠動脈を閉塞してしまった結果は急性心筋梗塞であり、突然死の堂々たる原因の一つとなります。

2400メートルを越す標高では、高山病も発症する可能性があります。これは急性の肺水腫や脳水腫を生じてくる病態です。酸素濃度が低くなるため、心臓の筋肉も酸素不足に陥り基礎に心疾患のある人では急性心不全も生じてくる可能性があります。そのために重篤な不整脈も生じ急に病態が悪化することも考えられます。

ところで、水分補給の重要性については、いまやマラソンの最中だけではなく、よく知られるようになってきています。航空機による長時間の旅行中に生じることで有名になったいわゆる"エコノミークラス症候群"は、長時間膝を曲げて座っていると下肢の静脈にうっ血を生じ、静脈内に血栓が出来て、それが剥がれて静脈の中を心臓へと流れ、さらに心臓を通過して肺動脈の枝に詰まって肺動脈の血流を止めてしまう"肺動脈血栓塞栓症"を生じてくる状態を称して云います。

肺動脈の太いところに血栓が詰まったり、血栓が砕けて散らばって沢山の枝を詰めてしまったりすると、肺を十分な血液が流れることが出来なくなり、ショックに陥ったり心停止に至り突然死につながります。この場合にも航空機内での水分の摂取が不十分であると血栓を生じやすくなり、発症につながります。長・中距離の航空機による旅行の際には、遠慮せずに水分補給を行い、トイレに通うことで下肢を伸展し、また動かすことにより下肢の静脈に血栓が出来るのを予防するようにします。

また、旅行の携行薬に、まちで簡単に手に入るアスピリン錠を加えておき、航空機に搭乗する日には100～300ｍｇ程度を内服しておくのもいいでしょう。アスピリンは血液が固まる時に、その引き金を引く役目を担っている血小板の機能を抑えて、血液を凝固しにくくすることで血栓の形成を予防するわけです。余談ですが、まだまだ若い大学受験生が長時間座りっきりで勉強した後で肺血栓塞栓症を生じショックに陥った例を経験もしています。一定時間座位をとる場合には、時々歩き回るなどして気分転換並びに静脈血の鬱滞を解除するのが静脈血栓の予防、ひいては肺血栓塞栓症の予防になります。お行儀の悪さはある程度大目に見てもらいましょう。

　さて、高円宮の場合には心室細動という不整脈に突然なられたと報道されました（不整脈の項参照）。心室細動時には全身に血液を送り出している左心室が（右心室もですが）一つの袋として収縮して血液を送り出すことが出来ず、壁をなしている心臓の筋肉（心筋）がいたるところで勝手にぴくぴくと震えるように収縮して、一つの袋として収縮しなくなるので、機能的には心停止と同じとなり心臓は血液を打ち出せなくなります。15秒も血液の循環が止まった状態が続けば意識はなくなり、３分も続けば脳が不可逆的に傷害されます。

　したがってそのような状態になったときには、直ちに周囲にいる人たちは心肺蘇生術を施しつつ、救急車を呼ばなければなりません。心室細動は電気的除細動を行わなければ停止できないため、除細動器を使用できない状況では救命することはほとんど出来ません。意識喪失した人がいれば、その人の頸動脈を触れてみる。頸動脈で拍動を触れることが出来れば心臓はまあまあ動いており、拍動を触れられない時は、心臓は停止しているか、心室細動か心臓頻拍の状態になっていると考えられます。

　現在、心肺蘇生術は１分間100回の早さで15回の体外式心マッサ

ージに続いて2回の人工呼吸を行なうように薦められています。心臓死の多いアメリカでは航空機内や飛行場にも除細動器が備え付けられていますが、わが国では、まだそのような準備が十分にされているとは云えません。今後の整備が期待されます。しかし、それ以前に国民に対して心肺蘇生術の普及を図ることが大切です。なお、スポーツに関して考えれば、強い運動の際には、交感神経、副交感神経の緊張の変化が急激に起きる可能性があり、そのような条件下では、単なる不整脈も重篤化する可能性もあります。また、心筋の働き方も急激に変化します。そのような急激な変化を予防するため、運動前後のウオーミングアップ、クーリングダウンを丁寧に行うことが大切です。

　さて、上に述べたような心室細動を最も起こしやすいのは急性心筋梗塞であり、その死因の大きな部分を成しています。急性心筋梗塞の半数以上は初回の発作で、しかも病院に到達する以前に突然死するとされ、極めて怖い疾患です。全く突然に発症する場合も多いのですが、狭心症が始まり、次第にその回数、程度が増して行き、ついに心筋梗塞に至る場合もあります。人間ドックであなたの心臓には悪いところがありませんでしたと言われて喜んで帰る途中で、心筋梗塞で亡くなったなどという話があるほど、発症の予測がつかない場合も多々あります。

　しかし、かなり多くの場合、心電図上に心筋虚血を示す所見が認められる様になり、負荷心電図とか心筋シンチグラムとかで心筋の虚血が強く疑われるようになります。そのような場合には、冠動脈造影にて冠動脈に狭窄があるかどうかを確認し、狭窄があればそれに対する治療を行うことで心筋梗塞を予防することが出来ます。急性心筋梗塞が起きやすい状況としては、意外に自宅が多く、早朝から午前中にかけて多発することが多くの疫学データで示されています。なお、本書の目的からちょっと外れますが、疾患としては親類すじの脳卒中も同様の時間帯に多く発症するこ

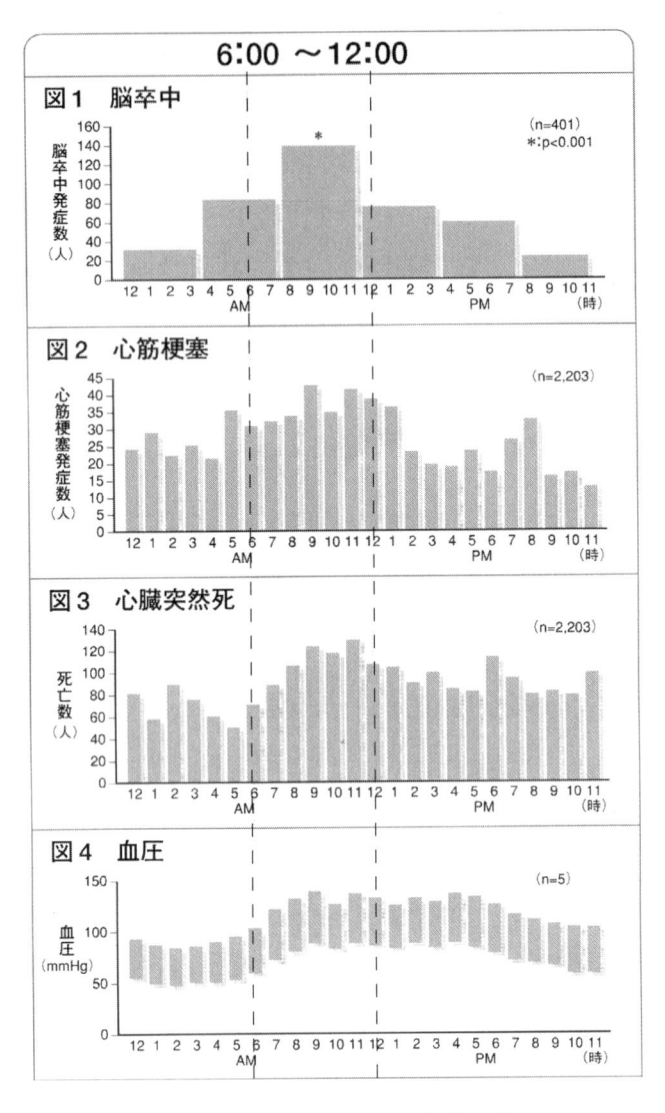

図18-1 脳心血管イベントの好発時間帯。
心筋梗塞、脳卒中、心臓突然死のいずれも早朝から午前中（6時から12時）に多発している。

とが示されています（図18-1）。

季節としては寒い時期に多く、12月から3月までが多くなります。年齢の進んだ人に多いのは当然ですが、前立腺肥大症などのため夜間の排尿回数が多くなった人などが、夜間の尿量を減らそうとして水分の摂取を控えると、血液の濃縮を生じ、夜間の血栓形成が心筋梗塞あるいは脳梗塞の発症につながるとも考えられています。尿瓶等を用いることも考えに入れて十分に水分補給をすることも大切でしょう。かつてアメリカでは寒い雪の朝に起床してすぐウオームアップもせずに車庫から道路までの雪かきをしたときに急性心筋梗塞が多いといわれていましたが、そのようなことはしないことが突然死予防には大切なことでしょう。

そのアメリカでは、かつて心筋梗塞死は日本の20倍以上ありましたが、現在では総数はかなり減少してきています。これは種々の予防策が効を奏してきた為と思われます。心筋梗塞の危険因子としては喫煙、高血圧、糖尿病、肥満、高脂血症、などがあり、いわゆる生活習慣病に属します。これらを修正してもすぐに効いてくると云ったものではありませんが、常日頃から生活習慣に気をつけることで将来の突然死の可能性を減らすことは可能であると思われます。

このほかにストレスが急性冠症候群を引き起こし心筋梗塞をおこしてくるという考えもあります。1994年にロサンゼルスの北にあるノースリッジ地方でマグニチュード6.7の大地震がありました。これは偶然に阪神淡路大地震と同じ1月17日の早朝に起きました。その日のロサンゼルス郡の心臓死が3－4倍に増えていて、しかも地震が起こった1時間以内くらいにまとまっていたと報告されています（図18-2）。

このことから、強いストレスがあると冠動脈内にあるプラーク（粥状硬化巣）が破綻して、血栓が形成され冠動脈を閉塞して心筋梗塞を生じてくることが分かります。ただ、このようなストレスは予告なしにやってくるので、コントロールすることはなかなか

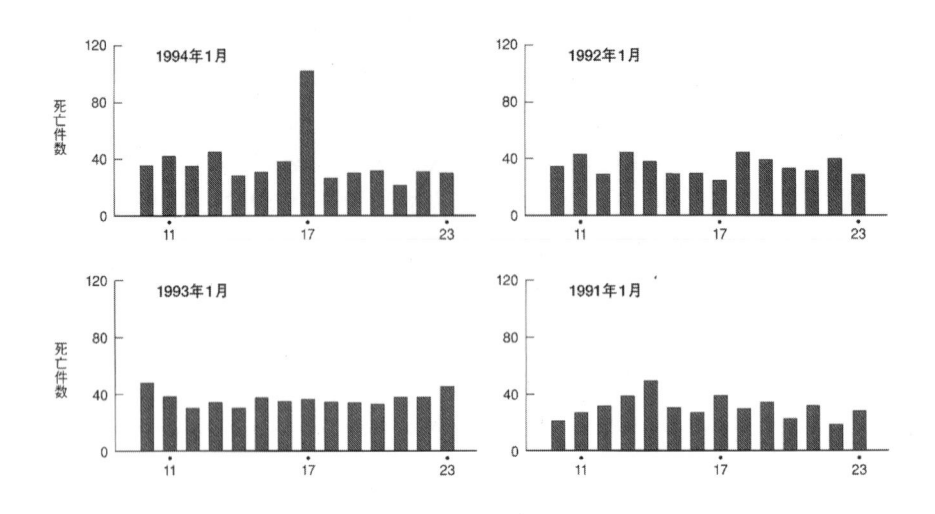

図18-2　ノースリッジ地震が発生した1994年1月17日には死亡者数が増加した

困難です。

　この他に、最近増加してきている大動脈疾患による突然死もあります。動脈硬化症が基礎にあり大動脈が破裂した場合には多くの場合突然死をします。破裂の仕方には2種類あり、大動脈の内壁に切れ目が入り、そこから血圧のかかった血液が壁内に押し込まれて壁が2枚に裂けていき、ゆくゆくは破裂してしまう解離性大動脈瘤と、大動脈が次第に拡張していき一定レベルの径を超えた時に血管外に向かって破裂する大動脈瘤とがあります。

　後者に関しては最近は腹部エコーとかCTとかによりあらかじめ発見され、手術により破裂を避けることがかなり出来るようになりました。しかし解離性大動脈瘤の場合の発症は急であり予測はできません。生活習慣病の予防に注意して動脈硬化を進展させないよう、また血圧が上昇しないように心がけることが必要でしょう。

結局のところ、心臓性突然死の予防には日常の生活習慣を正し、健康管理を定期的に行い、無理をしないのが一番有効であるという平凡な結論になると思われます。なかなかそれを実行できないのが難点といえますが、該当する要因のある方は頑張って修正するようにしましょう。

# 第19章　心肺蘇生法

　心臓の拍動と呼吸が急に止ってしまうことがあります。原因としては急性心筋梗塞や重症不整脈など心臓の疾患による場合が最も多いとされます。心臓が止まり、血流が途絶えると、たちまち脳が障害を受け、10秒も経てば意識がなくなります。蘇生術を何もしないで3－4分経過すると、たとえ心拍が戻っても麻痺が残ったり、植物状態になる可能性があります。10分を過ぎると脳の機能の回復は望めません。

　我が国では、残念ながら心肺蘇生法が十分に普及していないため、そのような人たちの救命率は非常に低いところにとどまっています。少なくとも家族など目の前にいる人がそうなった時に一秒もはやく行動に移れるように、本法をよく身につけておきましょう。

　心肺停止の人達を救命するためには、いかに早く適切な心肺蘇生法を開始して、心拍を再開させるかが重要です。

## 人が倒れていたら：

1．まず意識の確認をする。：軽く肩を叩きながら耳元で大きな声で呼びかけて反応をみる。：手足の動きをみる。：痛みに対する反応をみる。
2．呼吸の状態を確かめる。：息があるかどうかを手あるいはほほを口とか鼻に近づけて確かめる。：胸の動きをみる。：意識があればほとんどの場合呼吸ができるので、慌てず応援を求める。：呼びかける時などには頚髄損傷を避けるために首をひねら

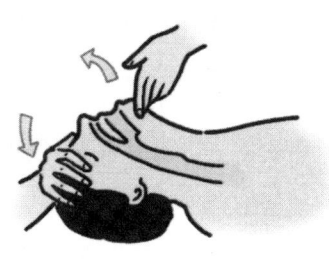

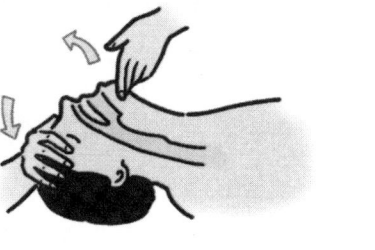

図19-1　気道確保の方法　　　図19-2　人工呼吸の方法

ないように注意する。：呼吸も心臓の動きも停止していることを確認したら気道の確保を行ない、人工呼吸と閉胸式心臓マッサージを行なう。

## １．気道の確保

　術者の手を図19-1のように患者の額から前頭部に当て、他方の手の指を下顎下面の先端に当て、これを持上げる。こうすることで、空気が口から気道に流れ込み易くなる。

## ２．人工呼吸

　基本は口対口人工呼吸。
① 術者は患者の頭の横にひざまづいて、頭に当てている手の親指とひとさし指で鼻をつまんで鼻孔を塞いで、大きく吸込んだ空気を、術者の口を患者の口に当て、患者の気道内に約２秒かけてゆっくりと息をふきこむ。空気がきちんと肺に吹込まれれば胸郭が大きく上に膨らむ（図19-2）。
② 口を離し、鼻翼を押さえた指も離すと、自然に息がはき出される。この吹き込みを２回繰り返す。

この2回の人工呼吸で自発呼吸が起きるか、咳をするか、体を動かすかを観察する。このサインがないときは心臓が動いていないことを意味している。なお、人工呼吸は吹き込みと吐き出しで一回と数える。
　最長10秒待っても循環のサインが見られないときは、直ちに心臓マッサージを始める。

### 3．閉胸式心臓マッサージ
　まず患者を固い床に置くか、背中に硬い板などを入れる。
　術者は患者の胸の横に位置する。胸骨の下1／3の所に片方の手の平を乗せ、反対側の手の平をその上の重ねて、肘をのばし、体重をかけて胸骨が約3.5－5cm下方に圧されるように垂直に圧迫する（図19-3）。1分間に100回のリズムで15回繰り返す。それに続いて2回人工呼吸を繰り返す。
　この15：2のサイクルを4回繰り返してから、循環のサイン（咳・体動など）を確かめる。サインがなければさらに15：2で心臓マッサージと人工呼吸を救急隊員が来るまで繰り返す。2－3分ごとに循環のサインを確認する。
　この蘇生法のみで解決することはほとんどないので、急いで病院に搬送する必要があります。蘇生法を行なう時には人手が多いほうがよく、大声を出してなるべく多くの人を呼び、集め、同時に救急車の手配を頼みます。

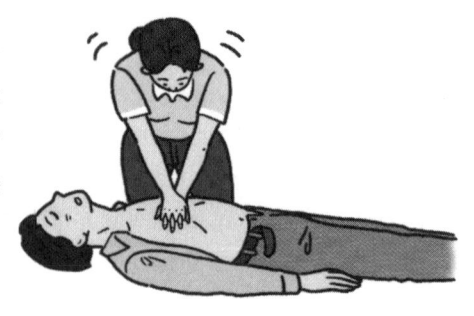

図19-3　閉胸式心マッサージの方法

# 第20章　心臓神経症

　胸が痛むとか動悸がするといった症状が続くため、心臓病ではないかと不安になり受診する人がいます。しかし、いろいろな方法を使って検査してみても、異常所見がつかまらないことがあります。このような状態を心臓神経症と云います。精神科的な病名としてはパニック障害が相当しますが、心臓のみに症状が限定される場合には、その病名は必ずしも適当な診断名であるか疑問があります。
　主な症状としては、胸の痛み、動悸、息苦しいの3つです。これらの症状が1つから3つの組み合わせで起きてきます。症状は繰り返し生じて、患者さんは死んでしまうのではないかといった不安感を抱きます。
　20歳代から50歳代の人が罹りやすく、女性のほうが男性の約2倍発症します。発病のきっかけとしては生活環境や人間関係でのストレスなど基礎的な状態があるときに友人が突然死をしたとか、突然死をした人を見たなどの出来事が重なると発症することが多いようです。
　心臓神経症になりやすい人は、神経質で、常に体のことに注意を払っていて、ほんの僅かな体の変化でも気になって、不安やストレスを感じやすい性格の人に多いという特徴があります。
　本症の診断は除外診断によって行います。この方法は要するに、いろいろな検査により、症状から推定される心疾患を一つ一つ否定していき、結局心臓病を示す所見はないから、心疾患は無いとするやりかたです。
　心臓病がないと説明しても、簡単には信じて貰えず、いろいろ

な医療施設に同じことを訴えてくり返し受診することが特徴です。

## 治　療

　治療としては、一旦徹底的な検査で心疾患を否定した上は、医師による精神面のサポートを基本とした治療を行います。これは"受容、支持、保証"と呼ばれるものです。受容とは患者さんの訴えをよく聞くこと。支持とは患者さんの悩みやつらさを理解し、患者さんの気持ちを支えるように働きかけること。

　保証とは病気を検査所見などに基づいて患者さんが安心するように説明し、安心感を持てるようにします。このような方法で症状が改善する人は全体の60－70％です。それでもよくならないときは抗不安薬とか、抗うつ薬を用いることがあります。また、心療内科や精神科での治療が必要になることもあります。

　自分でできることとしたら、生活習慣の改善つまり、規則正しい生活にする、休息をしっかりと摂る、適度な運動をする、趣味で気分転換をするなどです。一番大切なことは、十分に検査をした上で医師に心臓病はないと説明を受けたら、素直に信じることです。

# 第21章　心不全

## 心予備力

　たとえば、公園でおじいさんと幼稚園児の孫とが追いかけっこをしているところを想像してみてください。おそらく孫はいつまでも走って遊びたがりますが、おじいさんはすぐに疲れて走れなくなってしまうでしょう。おじいさんが走るのをやめるのは、一つは遊びに飽きてしまうからでしょうが、心臓の予備力が低下していることが一つの原因であることがあります。健康な成人では心臓は1分間に4－5リットルの血液を拍出しますが、運動時には20リットルを拍ち出すことも可能です。しかし、たとえば動脈硬化のために心臓が線維化して次第に硬くなってくると10リットル拍ち出すのも容易ではないといった状態になってきます。

　この、必要に応じて心拍出量を増やすことのできる能力を心予備力といいますが、年齢が進んだり、心臓に病気があったりすると心予備力は低下します。おじいさんが子供ほど走れなくなってしまうのは呼吸機能などの低下もあるでしょうが、心予備力の低下によるところも大きいと思われます。さらに心機能が低下すると、安静にしていても、その心拍出量が全身の酸素の需要を満たせなくなります。更に心臓の機能が低下するといろいろ程度に差はありますが、心不全の状態に陥ります。

## 心不全の定義

　心臓のポンプ機能が不十分で、動脈側では、身体の臓器・組織

への動脈血の流れが不十分になり、疲れ易さ、だるさ、食欲低下、物覚えが悪くなる、尿量が減るなどの酸素や栄養が十分に供給されないための症状が出現し、静脈側としては息切れ、呼吸困難、むくみ、胸水などのうっ血症状がでます。

## 心不全の分類

　心不全は大きく分ければ急性心不全と慢性心不全に分類されます。
　急性左心不全は左心室の負荷が急に増したり収縮が急に低下すると生じるもので、急性心筋梗塞や高血圧性心疾患などが原因となり、急に息苦しくなる症状で始まります。
　急性左心不全の時は、左心室が収縮しても血液を十分に大動脈に押出すことができず、かなりの血液が左心室内に残ってしまいます。そうすると、左心房から左心室へ血液が流れ込みにくくなり、むりをして血液を流そうとして左心房の圧が上がります。そうすると、肺の血管に血液がいっぱい溜まり、さらに酷くなると肺胞の中に血液中の水分がしみ出して、とても息苦しくなります。
　このような時に息苦しくて座り込んでしまう訳ですが、そうすると心臓に戻る血液が減り、肺の中の血液量も減るため次第に楽になってきます。この座り込んでしまう状態を起坐呼吸といいます。昼間は何ともないのに、夜中に起坐呼吸発作がある（夜間呼吸困難発作といいます）のは、主として高血圧性の心臓病の時です。
　急性右心不全は急性肺梗塞などで右心室の負荷が急に増したり、右心室の収縮が急に低下した時に生じます。症状としては静脈系のうっ血による肝臓の腫張などが認められます。しかし、左心不全にしろ右心不全にしろ、これらの状態が続くと両心不全となり、いずれ慢性心不全であるうっ血性心不全に移行していきます。

## うっ血性心不全

　心臓の筋肉は、一定の限界はありますが、伸ばすほど収縮力が強くなる性質があり、たとえば、左心室の壁の筋肉がのばされると、そのぶん強く収縮できるようになります。しかし、心筋が伸びるのにも上限があり、限界を超えると収縮力は低下します。心不全の時には体液量を増やすことにより血液量を増して、力の弱った左心室を血液でふくらませ、心筋を伸ばしてその収縮力を強めようとします。体液量を増やすには、塩分を体の中に溜め込み、それにより水分も溜め込みます。そうすると、心拍出量を多少は増加させることになりますが、全身がむくんでしまうことになります。そして、心機能はさらに低下して症状が悪化します。この状態がうっ血性心不全の状態です。

　このように、うっ血性心不全の時には体に余分なナトリウムと水が溜まります。これは何とか十分な血液を全身に拍出しようとして、血液量を増加させるためにナトリウムを身体に保つようなホルモンを分泌した結果、ナトリウムと水が溜まりこむわけですが、そのため心臓の負荷が増えてさらに心臓がくたびれるという悪循環に陥ってしまいます。5－6キロぐらい水が溜まるのは珍しくなく、20キロ近くの水分が溜まってしまうこともあります。水は重力に従って移動するため、立位や座位をとっていると、むくみをふつうは下腿に認めやすく、むこうずねを圧すとへこみを生じます。もっと溜まると内股、側腹部にも認められるようになります。また、胸水、さらにひどくなると腹水も生じてきます。

## 心不全の原因

　何等かの病気が原因となり心臓が草臥れてくることにより生じます（表21-1）。

**表21-1　心不全の原因となる疾患**

心臓の筋肉（心筋）の病気
　　高血圧による心肥大
　　心筋梗塞
　　心筋炎
　　心筋症　肥大型心筋症、拡張型心筋症
弁膜症
　　狭窄症
　　閉鎖不全症
先天性心疾患
心膜炎
肺血栓梗塞症、肺梗塞
心臓腫瘍
薬剤性
その他

　心臓の機能を示す指標として左室駆出率というのがあります。これは左心室が最も拡がった時に左心室内に入っている血液量に対する、左心室が駆出した血液量の比率を表したもので、ふつう60－80％ぐらいです。左心室の機能が低下してくると駆出率が低下します。たとえば、駆出率が30％以下であると手術中や手術後に循環動態の悪化など事故の起こる危険性がかなり高くなります。
　高血圧症では次第に左心室の壁が厚く硬くなり、伸展性が次第に落ち、収縮力も低下し、駆出率も低下してきます。日中は普通に活動していても、心予備力が低下していると、寝ている間に心臓に戻ってくる血液量が増加し、また心拍数も減るため、その血

液を十分に汲み出せなくなってしまい、左心房圧が上昇し、肺血管にうっ血を生じて肺が硬くなるため、肺は十分に膨らむことができなくなり、また、肺の中に水分があふれてくるので息苦しくなって座り込んでしまうことになります。座ると心臓に戻ってくる血液量が減るので肺うっ血がとれ、楽になってきます。これが夜間呼吸困難発作です。

　似たようなことが他の心臓病でも生じます。急性心筋梗塞で左心室のかなりの部分が死んで動かなくなると、駆出率が著明に低下してしまいます。そうすると高血圧症と同様の症状を呈します。

　心筋そのものの病気では、肥大型心筋症ならびに拡張型心筋症と呼ばれる病気があります。いずれも原因不明で心臓の壁の筋肉が異常に肥大したり、薄くなってしまう病気です。この中でも、拡張型心筋症は心筋の収縮が非常に悪くなり、最終的には心移植しか適切な治療法がない病気です。この様な病気では、心不全はうっ血性心不全の状態に徐々に進行して行きます（心筋症の章参照）。

　以上は心筋の病気による心不全のことについて述べましたが、他にも弁膜症とか、先天性の心疾患、心膜炎、肺血栓塞栓症などがあります。

　弁膜症の場合には弁の口が狭くなってしまう狭窄症と、弁の口がピッタリと閉まらず血液が逆流してしまう閉鎖不全症とがあります。

　狭窄症、たとえば僧帽弁狭窄症は左心房から左心室への血流が妨げられるため、左心房の圧が上昇し、その圧が肺血管につたわり、ついには右心室へもおよんで右心室の拡大、三尖弁の逆流を生じてくるもので、肺うっ血と全身の浮腫を生じてきます。

　僧帽弁閉鎖不全症では、左心室の収縮時に一部の血液が左心房に逆流してしまうため、左心室は拡張期には全身に拍ち出す分の血液と左心房に逆流してしまう分の血液を足した分の血液を容れ

ていることになり、膨らんでいます。この状態が続き、逆流も大量になると心臓の働きも増す必要が出てきて、ついには心機能が低下して心不全に陥ります。

　大動脈弁閉鎖不全症は左心室から大動脈へ駆出された血液の一部が、ふたたび左心室へ逆流する病気で、左心室がこの逆流によって大きくなってしまい、ついには収縮も悪くなり心不全を起してきます。

　ほかには、先天性心疾患で、たとえば心房中隔欠損症とか心室中隔欠損症といった病気では、心臓の中にあいている孔を通って血液が逆流するので、関係する心腔や血管が拡大し、そのうち心不全となっていきます。

　これらは心臓そのものの病気ですが、他の代謝疾患や膠原病に併発する心臓病や筋肉疾患に伴う心病変もあり、これらによっても心不全を生じてきます。

　また、心臓を動かすための刺激伝導系が途切れたりしたために、心臓が拍つ回数がすごく減るために心拍出量が減って心不全になることがあります。

## 心不全の診断

　心不全の症状が揃っている時には診断はそう難しいことではありません。まず、症状について、どんな症状がいつから、どんな時に、どこで、どんなふうに始まりどんなふうに終るのか、なにか薬が有効か、だんだん強くなっているかなどを詳しく検討します。また、心臓病と言われたことがなかったか、心臓病を併発してくるような病気にかかっていないかなど病歴もよく検討します。

　心不全の症状としては動悸、息切れ、むくみ、食欲低下、水分の貯留による体重の異常な増加、尿量の減少などがあります。

　急性左心不全では、急に息苦しくなって救急で病院へ来られる

ことが多く、青ざめて、心拍数は多く、肺の聴診では著明にラッセルが聞こえます。うっ血性心不全ではそれに加えて頸静脈の怒張、むこうずねのむくみを認め、おなかの触診では肝臓腫大が認められます。女性では、むくみのため顔のしわが消えて若返ったと喜んでいる人が時々いますが、危険なことです。

## 検　査

心不全の存在、程度、原因疾患を明瞭にすることと、治療効果を把握するために必要な検査を行います。

胸部エックス線写真：

　心不全では心臓のサイズが大きくなります。検査のところで述べたように心臓の形は原因心疾患により変化するため、負荷のかかっているところが分かる場合があります。肺の血管の影が血管の怒張のために太く目立ってきて、肺野が賑やかになります。また、急性左心不全では肺うっ血で肺胞に水がしみ出すため肺野が白く写ります。うっ血性心不全ではしばしば胸水が溜まっていることが分ります。心不全の改善と共に胸水や肺うっ血の改善、心拡大の改善などが認められます（図21-1a、1b）。

心電図：

　心電図のみでは心不全の診断はできませんが、たとえば心筋梗塞の有無など原因疾患の診断や、心拍数や不整脈の有無など心不全の状態の把握に役立ちます。また、治療効果が現れ始めると心拍数が頻脈から次第に正常に戻ってくるなど治療効果の判定にも役立ちます。心疾患の重症期にはこの様な病態把握のために心電図モニターを行います。

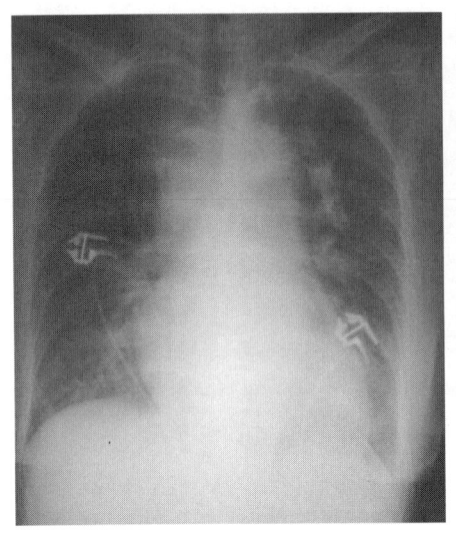

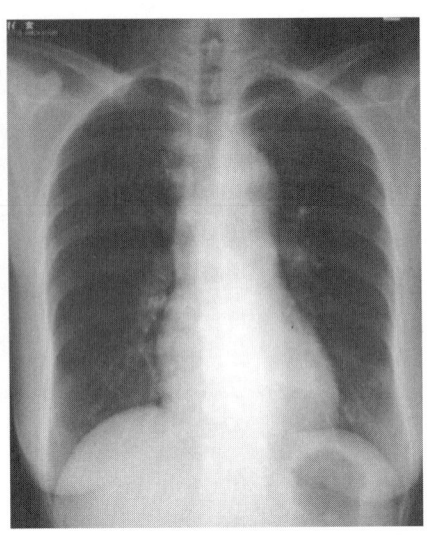

図21-1　心不全の治療前後の胸部エックス線写真
a：心不全悪化時には心陰影が大きくなり、肺うっ血が著明
b：治療後には心陰影は縮小し、肺うっ血が消失している

心エコー図・カラードプラー法：

　心臓の構造の異常など心不全の原因疾患の診断、心室壁の動きなど心機能の状態、心膜液貯留の有無など心不全の状態の把握に非常に役立つ、なくてはならない検査です（図21-2）。

血液ガス測定：

　心拍出量が低下し、肺うっ血が生じると肺での酸素と二酸化炭素の交換がそこなわれ動脈血の酸素が減り、二酸化炭素が増加します。この状態が一定の限度を超えるときには気管挿管をして人工呼吸器をも含めた呼吸管理も必要になります。こうした状態を把握するために重症心不全では動脈血ガスの測定を必要に応じて

第21章　心不全

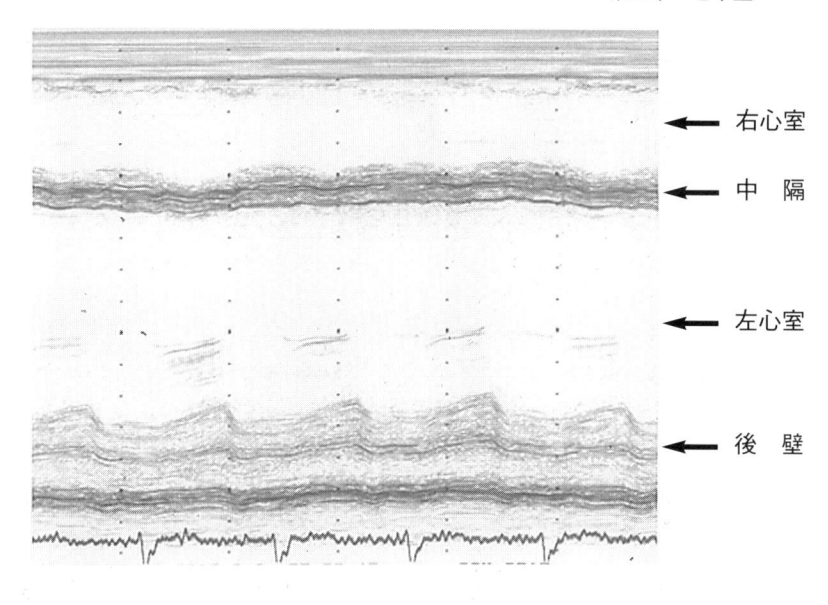

図21-2　心機能が低下している例の心エコー図

繰り返します。動脈血の採血による血液ガスの測定は病院以外では難しいので、採血なしで指先で測れる末梢血酸素飽和度の測定もよく用いられます。

尿量の測定：

心不全では腎臓への血流が減って尿量が少なくなり、心不全の状態はますます悪化します。また、尿量減少により腎機能はさらに悪化する可能性があります。心不全の治療が効を奏してくると体にたまっていた余分な水分が尿となって排泄されます。

心不全から回復してくる様子は尿量と体重の変化を見ていると大体見当がつくものです。尿量の測定は、また、たとえば利尿薬

の効きすぎによる血管内の脱水の把握にも役立ちます。あまりにも利尿薬への反応が良すぎる場合には脱水による脳梗塞を起こしてしまう危険性もあるからです。

### 血液生化学など血液の検体検査：

うっ血性心不全では内臓のうっ血による肝機能の悪化や腎機能の悪化を見ることがあります。また、貧血や甲状腺機能異常などが心不全の原因になっていることがあり、心不全の原因精査の目的もあります。

肝機能や腎機能の状態は治療薬の選択をするとき、また、治療経過の観察をするときの参考にします。また、最近ではＢＮＰという心臓から分泌される蛋白が心機能低下の状態を示すため、心不全の状況把握のためによく用いられます。

### 中心静脈圧など血行動態モニター：

左心不全の時には左心房圧や肺動脈圧、うっ血性心不全の時には右心室圧や静脈圧が上昇しています。これらの値のモニターをすることで心不全の状態を正確に判断することができます。

そのために静脈から右心房や肺動脈にスワン・ガンツ　カテーテルという細い管を挿入することがあります。心不全で上昇したこれらの圧は治療が効果を示すとともに正常に戻る方向に低下して行きます。

## 心不全の治療

一番大切なことは、心不全の原因となる心臓病を予防すること、既に心疾患を生じてしまっている場合には、できる限りその病気を治して心不全が生じないようにすることです。高血圧の治療、先天性心疾患や弁膜症の外科的治療、生活習慣の改善による動脈

第21章　心不全

| 無症候性<br>(NYHA I) | 軽　症<br>(II) | 中等症〜重症<br>(III) | 難治性<br>(IV) |

　　　　　　　　　　　　　　心臓移植・補助循環

血管拡張薬・強心薬の静脈内投与
(sodium nitroprusside, dobutamine)

　　　　　　　　　　　　　利尿薬

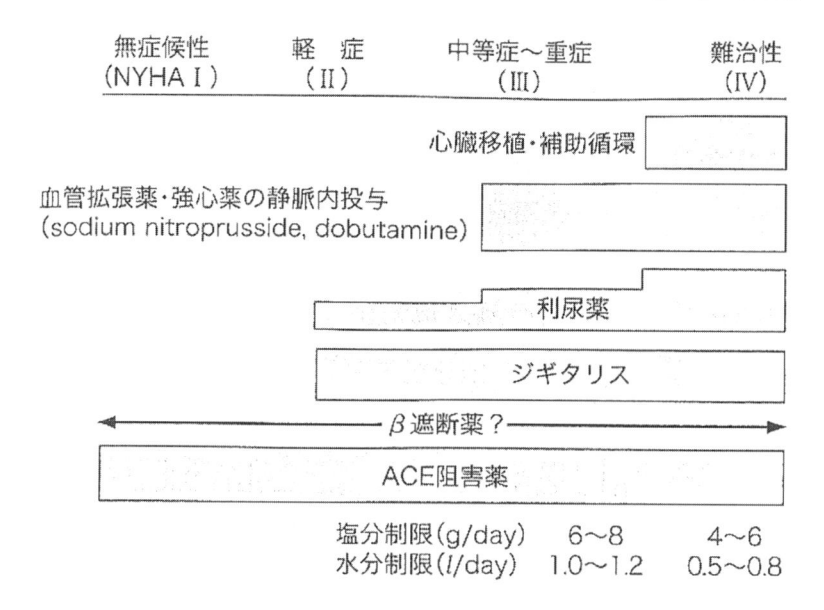

　　　　　　　　　　　　ジギタリス

　　　　　　←――――β遮断薬？――――→

　　　　　　　　ACE阻害薬

　　　　　　　塩分制限(g/day)　6〜8　　4〜6
　　　　　　　水分制限(l/day)　1.0〜1.2　0.5〜0.8

図21-3　心不全の重症度からみた治療指針


硬化症の予防、内科的あるいは外科的治療による心筋梗塞の予防などが必要です。

　それでもなおかつ心不全となってしまった場合には、心臓の仕事量の減少、体液量の減少、酸素の使用、心収縮力を高める心拍数の調節、心肥大や心拡張の抑制などを行うことにより治療をします。治療のステップを示す図を示します。心不全の重症度が進むにつれていろいろな薬剤などを加えていくことが分かります（図21-3）。

# 一般療法

　安　静：

　心臓の仕事量を減らすために、まず厳重に守ることが必要です。心仕事量はおよそ心拍数と血圧をかけた数値に比例します。したがって要らぬ運動負荷は避けて、血圧が上がったり、ドキドキしたりすることは避けなければなりません。
　まわりの人もこの点に注意してや心配、不安を与えないようにします。しかし、全く運動をしないと骨格筋が衰えて、筋肉の酸素利用能を低下させると、かえって心臓の負担を増すことも考えられ、心拍数が僅かに増える程度の運動はしている方が生活の質をやや良好に保てるとされています。

　食塩制限：

　白菜の漬け物を作るときのことを考えると分かりますが、塩を白菜に振りかけておくと、塩に引かれて白菜から水分が沢山しみ出してきます。食塩の成分であるナトリウムはその周りに水を引きつけておくので、身体に塩分が多いと、水分も沢山溜まることになります。つまり食塩の摂取量が多いと、水分が体にたまりやすくなり、心不全を悪化させます。
　安静と食塩制限、飲水制限は心不全治療の基本です。これをうまく守れないと後の治療はうまくいきません。いろいろな食品の食塩含有量を調べて、一日の食塩摂取量を6－8グラムに抑えるようにします。これくらいの食塩量だと味がかなり薄いので、からだの調子がよくなると次第に濃い味になっていってしまう場合が多いのですが、そうすると近い将来に再び心不全に陥ることになります。

## 薬による治療

### 利尿薬：

　急性左心不全の時も、うっ血性心不全の時も、どちらの場合もナトリウムと水を体から捨てるために、まず用いる薬です。反応がいいと普通は急速に状態は良い方向に向かいます。しかし、あまりに急速に水分を失うと血液が濃縮して脳血栓を生じたり、不整脈を生じたりします。またナトリウムやカリウムなどの電解質のバランスも崩します。したがって、尿量や体重を参考にして急速な変化を避けつつ用いる薬の種類や量を決めて行きます。

　利尿薬の効果を見るのに一番分かりやすいのは体重です。体重計はいろいろな疾患で役立つものですから、単純に体重だけ分かるもので十分ですから、一家に一台は備えておきましょう。

### ジギタリス：

　最も古くから用いられている薬で、キツネノテブクロという植物から作っていたものの有効成分を合成して作った薬です。心拍数を減らす作用と、心臓の収縮を少し強める作用を持っています。脈の速い心房細動を伴う心不全の場合に最も効果があります。

　ただし、利尿薬などにより血液中のカリウムが低かったり、栄養状態が悪くて血液中の蛋白質の一種類のアルブミンが低いとき、あるいは動脈血の酸素濃度が低いときなどは中毒を起こしやすいので注意します。ジギタリス製剤を用いている場合には、ときどき血中濃度を調べて適当な血中濃度になっているかどうかを調べます。

### 血管拡張薬：

　前に述べた薬の効果が十分でないときに追加して使います。こ

の薬は血管の緊張をゆるめて血流への抵抗を減らし、血液を押し流す力が少なくて済むようにして心仕事量を減らそうとするものです。それに加えて、

　最近ではこのグループに入るアンジオテンシン変換酵素阻害薬（ACE阻害薬）やアンジオテンシンⅡ受容体拮抗薬（ARB）が心臓の拡張を抑えたり、心不全の進行を緩めたりすることが証明されて、むしろ心臓保護の長期的な効果を期待して盛んに使われるようになっています。

　**β交感神経受容体遮断薬：**

　かって、この系統の薬は心筋の収縮力を低下させるため、心機能の低下した人に用いることは避けられてきました。しかし、近年この系統の薬、とくにカルベジロールが心不全に陥った心筋の保護に役立つことが認められ、ACE阻害薬やARBと同様の目的で用いられています。

　しかし、使い方によっては心不全を悪化させることもあり、循環器疾患の治療に慣れた専門医に任せるほうがより安全だと思われます。

　**カテコラミン：**

　重症の心不全で心筋の収縮力が著明に低下している時は、この系統の薬を使わないと心不全状態から脱却できないことがあります。ドーパミンやドブタミン、血圧が下がってしまっているときにはノルアドレナリンなどを点滴で使います。この系統の薬の使用量の調節は非常に注意深く行わなければならず、微量注入装置が必要です。

　これらの薬を長期使うと心筋の壊死を起こしてしまう可能性があり、普通短期的に心機能を改善するために用いられます。安定期に用いるための経口的に用いるカテコラミン薬が開発され、市

販されていますが、必ずしも効果的とは限りません。

　その他：
　薬剤に十分に反応しない徐脈による低心拍出性心不全に対して人工ペースメーカーの植込みをしたり、重症左心不全の時に大動脈内バルーンパンピングなど機械的な方法で治療を行なうこともあります。また、大きく拡がってしまった左心室の一部を手術的に切り取って心室を縫い縮める方法も一時用いられたことがありますが、一般的にはほとんど用いられません。

## 心不全から脱却したら：

　運よく心不全の治療がうまくいって退院出来ても、うっかりするとたちまち心不全に逆戻りしてしまいます。心不全を繰り返すと、その度に一段ずつ終末への階段を下っていることになります。そうならないためには心不全予防の原則（安静、食塩制限、摂水制限、きめられた薬の正確な服用）をしっかり身につけて生活する必要があります。
　また、うっ血性心不全をコントロールするためには毎日体重を測定し、水が溜まったための見かけ上の体重増加を早く発見して、食塩や水の摂取量の調節をすることが大切です。

# 第22章　心臓病の薬

## 薬はキチンとのむ

　心臓病の治療で用いられる薬は、その作用の明瞭なものにほぼ限られており、作用上から病態に合わせて必要と考えられる薬が最小限でしか使われていないのが普通です。しかも、用いられている薬の量も0.25ミリグラムなどとごく微量で、用量を設定することもなかなか難しいものが使われています。もしも指示されたより多い量で内服した時には中毒することもあり、逆に、もし飲み忘れたり自己の判断で飲むことをやめた場合には、医師は効果を示す最少量で薬の使用量を決めているので、安定していた病状がとたんに悪化することもあります。

　飲み忘れて悪化した場合に、患者さんからそのことの自己申告がなければ、医師は当然薬の量が不足していると考えて薬の量を増やして処方することになります。そして、新しく処方された薬で服薬を再開すると、今度は中毒してしまうこともあります。

　また、抗凝固薬を飲み忘れた場合などには、人工弁が固まり開胸しての緊急再弁置換術が必要になる場合もあります。したがって、処方された薬は指示どうりに用いてください。

　もし、薬について分らないこと、医師からの指示が理解できないとき、処方について納得できない時などには、かってに自己判断で飲み方を変更すると危険なので、かならず処方した医師と処方のことについて直接相談してください。処方された薬について薬局でも薬の説明文書を渡しますが、その内容は一般的なことを簡単に記してあるだけで患者さん一人ひとりに合った説明ではあ

りません。

　医師が処方する際には、選んだ薬のどの作用を最も期待して用いるのかを処方箋にはいちいち記載しません。したがって院外処方箋を調剤薬局に持って行って説明を受けてもピントが外れていることが大いにありえます。薬のことについての疑問などは、医師から直接説明を受け、納得した上で指示されたとうりに用いて下さい。

　心臓病でよく使われる薬の作用と副作用について、ここにまとめておきます。

### ジギタリス剤

　200年以上も昔から使われている薬で、キツネノテブクロというきれいな花の咲く植物から得られた生薬が始まりで、いまは純粋な薬として合成されています。心臓の収縮を強め、脈をゆっくりとさせる作用があります。現在では脈の早い心房細動の患者さんの不整脈あるいは心不全の治療に一番良く使われます。

　この薬は中毒を起こしやすく、薬の量の調節については医者でも少々経験が必要です。かってに増減すると重症の不整脈を生じたり危険な状態に陥ることがあります。初めに出やすい副作用はおなかの不快感など腹部症状です。また、ものが黄色く見えるという視覚異常の症状が出ることがあります。

　強心薬と呼ばれることがしばしばあるので、この薬を沢山のめばもっと心臓が強くなると患者さんが勘違いして沢山のんでしまい、中毒を生じて心不全を増悪させたり、酷い時には重い不整脈を起こして突然死されることがあります。

　また、漢方薬に蟾酥（せんそ）という蝦蟇（がま）から採った薬があり、心臓用の薬に含まれていることがありますが、ジギタリスと薬の構造が似ている為、漢方だから安全だと両者を合わせて内服していると中毒してしまうことがあります。

## 利尿薬

　心不全では体に食塩と水を溜め込んで体液量を増やして、なんとか心臓の拍出す血液量を増やそうとします。しかし、その水が反って心臓の負担を増したり、肺に溜まって呼吸困難を生じたりします。そのため、心不全の治療では食塩と水を体から捨てる為、尿量を増やす必要があり利尿薬を使います。

　代表的な薬はフロセミドです。ふつうの心不全では簡単に尿量もふえて楽になりますが、重い心不全ではなかなか効いて来ないことがあります。薬が効きすぎて一度にあまりに大量の尿が出て脱水になってしまうと、血液が濃縮して脳梗塞を生じたり、腎機能が低下してしまうこともあり、反応をみながら薬の使用量を決めて行きます。

　長い間利尿薬を使っていると血液中のナトリウムとかカリウムなどの量が減ってしまうことがあります。カリウムが減ってしまうと、心不全でよく使われるジギタリスの中毒を生じやすくなるので要注意です。ナトリウムを排出しカリウムを再吸収する利尿薬にスピロノラクトンというのがあり、フロセミドと組合わせて使われたりします。スピロノラクトンには、心筋の保護をするという別の作用もあるので、その目的でも使われます。

　しかし、腎機能が低下している人では、血中のカリウム濃度が上昇する為危険なこともあり、時々血液の採血をしてこのようなカリウム値の異常など副作用が出ていないことを確かめる必要があります。

　高血圧症の治療にも一部のマイルドな利尿薬が用いられます。これは、食塩の摂取量が多いと血圧が上がってしまう人が約半数いるためで、高血圧症では食塩制限が基本となっていますが、摂ってしまった食塩を体から捨てる為に利尿薬を使います。

　利尿薬の種類によっては糖尿病や痛風を悪化させたり、男性に女性乳房を生じたりすることがあります。使用中は副作用に注意

します。

### 血管拡張薬

＜カルシウム拮抗薬＞

　血管の収縮は血管平滑筋の収縮で生じます。平滑筋細胞が収縮するためにはカルシウムが細胞外から細胞内へ流入することが必要で、それを妨げれば血管の収縮を弱めることが出来ます。カルシウム拮抗薬は血管が収縮して生じる狭心症や高血圧症に対して非常に有効です。ただ、頭の血管も拡張させるので頭痛がしたり、のぼせ感が出る人がいます。また、足の血管を広げるため、下腿にむくみを生じることもあります。狭心症の人がこの薬を飲み忘れるとかえって強い発作を生じ、時には心筋梗塞になってしまうこともあります。

　この系統の薬で短時間に著明に血圧を低下させる種類のものはかえって冠循環に悪い影響を与える可能性が示唆されています。可能ならば服用したあとの血圧の変動を確かめておくと参考になると思われます。また、一部のカルシウム拮抗薬には徐脈作用を持つものがあって心拍数を異常に減らしてしまうこともあります。このことは心電図を時々記録して確認する必要があります。

＜カルシウム拮抗薬とグレープフルーツ・ジュース＞

　カルシウム拮抗薬の代表的なものにジヒドロピリジン系のグループがあります。アメリカでこの薬を使っている人がグレープフルーツ・ジュースを飲むと、人によってはこの薬の血圧降下作用が強まることが分りました。これはグレープフルーツに含まれる物質が体の中でヒドロピリジン系の薬を分解するチトクロームＰ450という酵素の作用を弱めてしまうために、体の中の薬の濃度がたかくなり、血圧が著明に下がってしまうためです。グレープフルーツ・ジュースの中でも外皮まで潰してしまう安いジュースの方がこの現象が強く出るとされています。

ただ、日本ではグレープフルーツ・ジュースを飲むことがそれほど多くはないので、あまり気にしなくてもいいようです。また、この薬を分解する酵素のことがだんだん明瞭になってきていて、いろいろな薬がどんな酵素で分解されるのか、薬同士がどう作用し合うのかが次第に理解できるようになってきています。グレープフルーツ・ジュースがこのような理解が進む一つのきっかけになったと思われます。

＜硝酸薬＞

　狭心症の発作の時に用いることで有名なニトログリセリンがこの種の薬の中の代表的なものです。ニトログリセリンは揮発性があり、また体内ですぐに壊されてしまうため、長時間作用の硝酸薬が作られて、狭心症や心不全の患者さんにさかんに用いられています。長時間作用の硝酸薬は狭心症発作の予防に用いられ、ニトログリセリンのような即効性のものは発作時の治療に用いられます。

　ニトログリセリンは冠動脈を著明に拡張させます。また、動脈よりも静脈をより著明に拡張させます。狭心症の時にニトログリセリンを舌下使用すると、冠動脈が拡張すると共に、静脈が開いて静脈血がそこに溜まり、心臓に戻ってくる血液量が一時減る為、心臓の負荷が減り狭心症が治まってくると理解されています。

　心不全の時も全身の血管、特に動脈を拡張させると血管の抵抗が下がって血液が流れやすくなり、心臓の仕事量を減らすことができるためしばしば用いられます。

　硝酸薬はあまり大量に使うと耐性が出来て効きが悪くなるといわれています。とくに、貼付薬として用いた場合に24時間貼りっぱなしにすると、耐性を作りやすくするので8時間ぐらいは貼らない時間を作るように勧められています。

　硝酸薬は頭の血管もよく拡張させるため、のぼせ感や拍動性の頭痛を訴える患者さんがいます。そのような場合には薬の内服量

の調節をするか、やむをえなければ服薬を中止します。なお、硝酸薬は緑内障を悪化させることで知られています。ただ、全ての緑内障を悪化させるわけではないようです。

その他：

その他にも冠動脈を拡張させる作用を持った薬がありますが、どれもカルシウム拮抗薬や硝酸薬よりは作用が弱く、これらの薬が強すぎて使えないような時に使います。

## 強心薬

本格的な強心作用を持っている薬は、重症の心不全やショックの時などに使われるドーパミンとかドブタミンなどで、微量注入装置を用いて点滴で使用されます。この様な強い薬は何時までも使うことができないので、少しずつ減量して行き、最終的には使用を止めます。

しかし、心機能がすごく低下している場合には、これらの薬に似た内服薬など、ジギタリス以外の強心薬を使用することがあります。そうした薬は心臓の機能の状態をよく観察しながら量と服み方を決めるので、医師の指示どうり用いないとアッと言う間に危険な状態に陥ったりします。本人だけが注意するだけでなく、家族の人もちゃんと内服しているかどうかに気をつけるようにしましょう。

### アンジオテンシン変換酵素阻害薬（ACE-Ⅰ）・アンジオテンシンⅡ受容体拮抗薬（ARB）

ACE-1はもともとは高血圧の薬として作られた薬ですが、その後、心臓にとっても大事な作用をすることが分り循環器疾患で広く用いられるようになっています。体の中で作られるアンギオテ

ンシンというホルモンみたいな物質は血管を収縮させる作用だけでなく、心臓の筋肉の肥大とか線維組織の増殖を引き起こします。

　この物質ができにくくなるようにするのがこの系統の薬です。高血圧症で使われるのは当然ですが、心不全や心筋梗塞で心臓が大きくなってしまうのを防ぐ作用もあり、心臓病でもよく使われます。この薬は急に血圧を下げてしまうこともあり、そうした場合には腎機能を低下させてしまうこともあり、使い始めは慎重にします。

　また、この薬のよく知られている副作用に空咳があります。使い始めから咳が出ることもありますが、何年かはそんな症状もなしに経過し、そのうち風邪の咳が何時までも止らないといったことで、念の為この薬を中止してみると、すぐに咳が止って、やはり副作用のためであったと気付く場合があります。

　ARBもACE-Iとほぼ同様な作用を持っていますが、作用の仕方が少し違う為に副作用が少なく、空咳は出ません。

## 交感神経受容体遮断薬

　循環器系統と自律神経は密接な関係を持っています。とくに交感神経は高血圧、心拍数、不整脈、それらを介した心仕事量の増加に大きな影響を与えます。この系統の薬はこうした交感神経の作用を抑えるために使われます。

　ベータ交感神経受容体遮断薬は心拍数を減らし、心臓の収縮力を低下させることにより、心仕事量を減らします。ただ、もともと徐脈のある人では徐脈を酷くし、また、呼吸器疾患の人では気管支を収縮させて息苦しくさせるのでその系統の病気を持っている人には使いにくい薬です。近年この系統の薬が心臓の機能を快復させることがあるということが分かり、心不全の治療にも積極的に用いられるようになっています。ただ、使用の仕方を誤ると心不全を悪化させてしまうので、その使用は循環器を専門とする

医師に任せたほうが安全です。

　アルファ交感神経受容体遮断薬は高血圧症に使います。副作用は少ないのですが、降圧作用も臨床上はあまり強くはありません。この薬の作用には、また、膀胱括約筋を緩める作用があり、前立腺肥大症のある人でも使いやすいところがあります。

　この両者を兼ね備えたアルファ・ベータ遮断薬もありますが、ベータ遮断薬とたいして差は認められません。

### 抗凝固薬・抗血小板薬

　いろいろな状態で心臓や血管の中で血液が固まってしまうことがあります。たとえば、心房細動の時には、心房の中で血液が淀むため血栓ができることがしばしばあります。その血栓が心房壁からはがれて動脈の中を流れていくと、脳を含めたいろいろな臓器に行く動脈の枝につまって、梗塞を起こしてしまいます。また、静脈の中に血栓ができると、静脈の中を流れて行って、ついには肺血栓塞栓や肺梗塞を起こします。冠状動脈の中に血栓が出来て血流を止めてしまうと心筋梗塞を起こします。

　この他にも、弁膜症で人工弁置換術をした人では、人工弁に血栓がくっついてしまい、ちゃんと動かなくなってしまうことがあります。

　こうした血栓ができやすい状況にある人に対しては血液が固まりにくくする治療をします。人工弁置換術後にはワルファリンという強力な薬を用いて血栓の予防をします。心房細動時には、強く予防したい時にはワルファリン、それよりもやや軽く治療する時にはアスピリンを使います。足の血管の血栓の治療あるいは予防にはプロスタグランジン系統の薬を用いたりもします。

　これらの薬を使っている時に、抜歯やさらに重い手術をしなければならないことがあります。その際には大量出血しないようにこれらの薬を中止する必要が生じることがあります。一人一人の

患者さんで状況は微妙に違いますので、そのような時には担当の医師とどのようにするかをよく相談しなければなりません。

＜ワルファリン＞

　この薬は人工弁の置換手術後に人工弁の所に血液が固まって弁が動かなくなってしまうのを予防したり、心房細動で心房内に血栓が出来ないようにするために使われる薬です。肝臓でプロトロンビンという血液が固まるのに必要な蛋白質が作られますが、その産生を抑えて血が固まりにくくなるようにする薬です。

　このプロトロンビンはビタミンKによって産生が促進されます。ビタミンKは納豆とか緑色野菜に多く含まれています。これらの食品を沢山食べると、血中プロトロンビンが上昇して治療がうまくいかなくなるので、あまり多く食べないようにすること、また、食べるのであれば毎日一定量を摂るようにするとワルファリンの使用量を安定させやすくすることにつながります。

　強力な抗凝固薬で、一月ごとなど定期的に血液のプロトロンビンなど凝固系のチェックをして一定の幅の中に測定値があるように薬の量を調節しながら用います。効きすぎると消化管出血や脳出血を生じて来たりして危険です。また、効かなすぎても意味がありません。

＜アスピリン＞

　血液が固まり始めるきっかけを作る血小板の凝集を抑えます。使う量は大体80mgなど少量を用います。狭心症、心筋梗塞、脳梗塞などでよく使われます。出血傾向に関しての注意は歯茎からの出血など症状を良く見ることで、ワルファリンの時のプロトロンビンなど検査によって判断することは困難です。

＜シロスタゾールなど＞

　前に述べた薬の他にも血液が固まりにくくする薬が何種類かあります。有効ですが、割合に肝機能障害を起しやすい薬ですので時々血液の検査を繰り返す必要があります。

## 抗不整脈薬

　不整脈の治療や予防に使うための薬で多様のものがあります。不整脈は心臓の刺激伝導系の細胞に電気的異常が生じるために起きてきます。一人ひとりについて、その不整脈のメカニズムを詳しく知ることは困難ですが、おおよその見当を付けて薬を用いることになります。薬の種類も多く、作用も複雑なので、ここで論ずることはかえって混乱を増すことになると思われます。

　大雑把には細胞膜を安定化させたり、刺激の伝わる速度を調節したりする作用を利用します。不整脈のほとんどは治療を必要としないもので、さらに疾患によっては、抗不整脈薬の使用によって、かえって状態を悪化させたとする有名な研究もあります。抗不整脈薬は細胞の膜に作用して無理やり細胞の電気現象などを変えてしまうわけですから、副作用も多く、使用するからにはそれなりの注意が必要になります。

# 第23章　心臓病のリハビリテーション

　かつては心臓病の人はとにかく静かに寝ているべきで、運動するなどとんでもないと思われていたわけですが、近年はそうではなく、それぞれの心臓に見合った運動をするほうが患者さんの生活の質の向上に役立つと考えられるようになって来ています。この、それぞれの心臓の状態というのが、難しい点で、なかなか一般論としては説明しがたいところです。
　心臓病の患者さんの運動耐容能は心機能だけではなく、呼吸機能、骨格筋の状態などによっても大いに影響を受けています。むしろ、心臓病でのリハビリテーションは心機能そのものの改善よりは骨格筋の酸素利用能などの機能改善を通じて全身の運動性を高めることにあるともいえます。簡単に云えば体を鍛えるのではなく機能を保つぐらいに考えた方がいいと思われます。
　心筋梗塞後などは運動が過剰にならないように、例えば運動によって収縮期血圧が30mmHg以上上昇ないし20mmHg以上下降しないこと、心拍数が120以上にならないこと、心電図上虚血の変化を生じないこと、重症の不整脈を生じないこと、自覚症状で胸痛、動悸、息切れ、疲労感、めまい、ふらつきを生じないなどを確認しつつ負荷量を増して行きます。この様なリハビリテーションのためには、低負荷ストレッチングやエアロビックダンスなども用いられます。
　運動は鉄亜鈴を持上げたりする静的な運動ではなく、歩くとかエアロビクスをするとかの動的な運動を先に述べたような条件で行なうのが原則です。心臓病の人が運動をしようとする時には、それぞれの担当の医師にどの様な運動なら良いかを確かめてからにして下さい。

# 第24章　生活習慣病とその予防

　平成8年末の厚生省公衆衛生審議会の意見具申において生活習慣に着目した"生活習慣病"という概念の導入が提言されました。それまで用いられてきた"成人病"には脳卒中、がん、心臓病などが含まれ、40歳頃から死亡率が高くなり、しかも全死因の中でも上位を占め、40—60歳くらいの働き盛りに多い疾患と定義する見解が示されていました。

　つまり、年齢が加われば必然的にこれらの疾患に罹患する可能性が高まるものと思われてきました。しかし、その後成人病に分類されてきた疾患の中のかなりの部分が、生活習慣の改善により発症を予防したり進行を鈍らせたりできる事が明らかになってきました。

　ここで生活習慣病の定義は"食習慣、運動習慣、休養、喫煙、飲酒等の生活習慣が、その発症・進行に関与する疾患群"とされ、表に示すような疾患となっています（表24-1）。これらの生活習慣の中で喫煙、飲酒は必ずしも全ての人に関係があるものではありませんが、食習慣、運動習慣などは全ての人が避けて通れない項目です。

　高齢化社会にすでに突入している我が国においては、現在の健康保険のレベルでの医療を、必ずしも将来についても保証しているわけではなく、治療内容の限定、個人負担のさらなる増加もないとは限らず、国民一人一人が将来の自己の健康状態をも視野に入れた生活を送り、自己の責任において予防しうる疾患は予防して最後まで充実した人生をおくろうとする心構えが大切だと思われます。

表24-1　生活習慣病とその関与が考えられる疾患

| 生活習慣 | 関 連 疾 患 |
|---|---|
| 食 習 慣 | 2型(インスリン非依存型)糖尿病、肥満、高脂血症(家族性のものを除く)、高尿酸血症、虚血性心疾患、高血圧症、脳血管疾患、大腸がん(家族性のものを除く)、胃がん、乳がん、骨粗鬆症、歯周病、etc. |
| 運動習慣 | 2型糖尿病、肥満、高脂血症(家族性のものを除く)、高血圧症、虚血性心疾患、骨粗鬆症、etc. |
| 喫　　煙 | 肺・気管支の扁平上皮がん、咽頭がん、喉頭がん、口腔がん、虚血性心疾患、脳血管疾患、末梢血管病変、慢性気管支炎、肺気腫、歯周病、etc. |
| 飲　　酒 | アルコール性肝疾患、膵炎、食道がん、神経障害、etc. |

(公衆衛生審議会(1996)、白水・福井(1998)、津金(2000)より)

　また、たとえば一度出来てしまった動脈硬化巣は、その後まじめな食生活にしたからといって、必ずしも正常に戻るという保証はなく、はじめから動脈硬化を予防するに限ることは自明のことです。

　たとえば上に挙げた全項目が揃って悪い状態でなければ安全と云うわけではなく、1項目だけに問題が存在するだけでも虚血性心疾患発症の危険因子になります。ただし、これらの項目が一つずつ増えていくにつれ、発症の危険性はさらに増大していきます。したがって、表24-1に示した生活習慣病の発症の原因となるような生活習慣がある方々は、その解決を図ることが必要です。以下生活習慣の主な項目について簡単に触れてみたいと思います。

第24章　生活習慣病とその予防

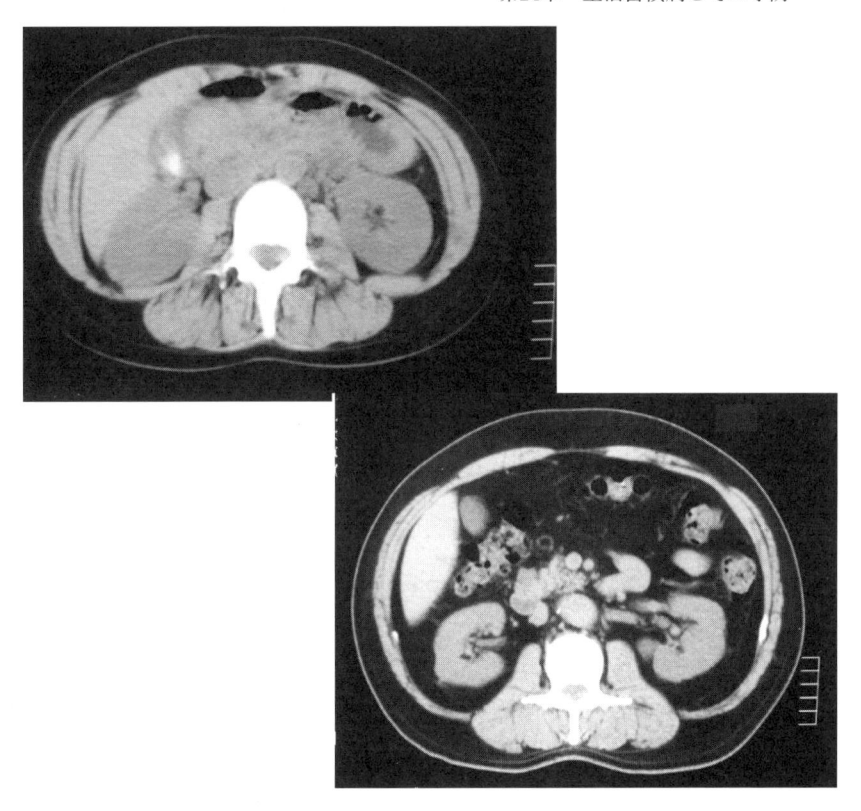

図24-1　内臓脂肪のほとんどない人(上)と多い人（下）の腹部CT像
腹壁内部の黒いところが脂肪組織

　食習慣に関しては、カロリーの過剰あるいは内容のバランスが問題になります。食習慣に絡む一番の問題は肥満です。肥満の定義は　体重（kg）／身長（m）$^2$　で計算されるボディー・マス・インデックス（BMI）25以上とされています。なお統計上はBMI22ぐらいの人で疾病合併率が一番低いとされています。

　また、同じ肥満でも皮下脂肪よりも内臓の周りに蓄積されている内臓脂肪が問題とされています（図24-1）。内臓脂肪蓄積の増大と冠動脈疾患、糖尿病、高脂血症、高血圧などの疾患とは極めて

表24-2 肥満の判定

| BMI | 判 定 | WHO基準 |
|---|---|---|
| ＜18.5 | 低体重 | Underweight |
| 18.5≦～＜25 | 普通体重 | Normal range |
| 25≦～＜30 | 肥満1度 | Preobese |
| 30≦～＜35 | 肥満2度 | Obese class Ⅰ |
| 35≦～＜40 | 肥満3度 | Obese class Ⅱ |
| ≧40 | 肥満4度 | Obese class Ⅲ |

密接な関係にあります。内臓脂肪と臍高で測った腹囲はよく相関しているとされ、男性では85cm、女性では90cmを越すと健康障害の合併率が高くなるとされています。女性で数字が大きいのは皮下脂肪が多いためです。

なお肥満症とは肥満に起因ないし関連する健康障害を合併するか、その合併が予測される場合で、医学的に減量を必要とする病態をいい、疾患単位として取り扱います。肥満症の診断は肥満と判定されたもの（BMI25以上）のうち、糖尿病、脂質代謝異常、高血圧、高尿酸血症、冠動脈疾患、脳梗塞、脂肪肝など肥満に起因ないし関連し、減量を要する健康障害を有するもの、あるいは内臓脂肪型肥満のものとされます。

肥満を治療する上で食事療法はもっとも重要なものです。減量を目的とする食事療法の原則は摂取カロリーが消費カロリーを下回れば良い訳で、たんぱく質、ビタミン、電解質の必要量を十分に摂ったうえで、糖質と脂肪を極力低くすることです。なお、食事に関連することで、食塩の摂取量を少なくすることはすでに常識となっています。食塩の摂取量と高血圧症の発症頻度は比例しますし、さらに高血圧と関連する脳血管疾患、冠動脈疾患などの

第24章　生活習慣病とその予防

表24-3　お酒の換算目安

| お酒の種類 | ビール (中瓶1本500ml) | 清酒 (1合180ml) | ウイスキー・ブランデー (ダブル60ml) | 焼酎（35度） (1合180ml) | ワイン (1杯120ml) |
|---|---|---|---|---|---|
| アルコール度数 | 5％ | 15％ | 43％ | 35％ | 12％ |
| 純アルコール量 | 20g | 22g | 20g | 50g | 12g |

発症とも当然関連します。

　肥満等に対する運動療法の目的は筋肉トレーニングに加えて腹部内臓脂肪を減少させることにより糖代謝、脂肪代謝を正常化させ、ひいては高血圧症、動脈硬化症の予防をするところにあります。しかし肥満者では冠動脈の硬化性疾患がすでに存在する可能性があるため不整脈や高血圧のチェックに加え、場合によっては心エコー図や運動負荷心電図などのチェックを受けることも必要です。

　運動としてはあまり激しくない有酸素運動のレベルがよく、一般的には脈拍数が1分間120程度になる運動を1回あたり10−30分、1週間4−5回行うのが良いとされます。運動の強度が低くても効果がない訳ではありません。ただしトレーニング効果は1週間程度の短時日で消失するため、日常反復できる運動をすることが大切で、日ごろから階段を利用するとか、なるべく徒歩で移動するなど生活習慣を改善する必要があります。

　その他、喫煙を止める、十分に休養を取るといったことは極めて基本的なことで、いまさら改めて言うまでもありません。

　飲酒に関しては、多量飲酒はいろいろな疾患を引き起こすため、勿論するべきではありませんが、ビール1ビン、あるいは日本酒1合程度の飲酒は、冠動脈疾患にとってはむしろ発症の危険率を低下させる効果が認められています。禁止項目が多い中、ちょっとほっとする点ですね。

# 第25章　心臓病患者さんの
## 　　　　日常生活についての"Q"＆"A"

　診療を40年ほども続けてきたので、その間にさまざまな質問を受けました。かなりの部分は日常生活に直結したものですが、ときには何でそんなことをするんだろうと、こちらが驚くような極端な質問もあったりして、こちらも考えさせられることもあります。それらの項目の中で印象に残ったことのサンプルを記しました。

　患者さんの中には、生活の全てについていちいち事細かに質問しないと気がすまない方もいられますが、心臓の構造や働きを知り、自分の心臓病の診断や病状を理解し、さらにここに載せたいくつかの質問と回答を読んでいただければ、原則的に何が大切であるのかのポイントが理解でき、細かいことをいちいち医師に聞かなくても、自分自身である程度の回答が出せるようになると思います。その回答が正しいかどうかについて自信がないときには、担当医師に内容を絞って質問するようにしましょう。

## 　　　　１．四季の過ごしかた

　日本には春夏秋冬の四季があり、めりはりのある季節を楽しむことができて幸せです。四季の中で秋は特に"柿が赤くなれば医者が青くなる"と言われるほど過ごしやすい季節とされます。心臓病の人にとって、一番よくない季節はもちろん冬です。気温の低さが体に悪い影響を与えます。例えば、暖かい部屋からそのままの服装で突然寒い所に出ると、寒さで血管が急に収縮します。

この収縮は外気に直接さらされている所に生じるだけではなく、敢て言えば胸の中に大事に保護されている心臓のまわりの冠動脈も収縮してしまう可能性があります。末梢の血管、とくに細い動脈が収縮すると血管の抵抗が急に上昇し心臓はその抵抗に打ち勝って血液を駆出することになり、心臓の仕事量は急増します。
　それに加えて冠動脈の痙攣を起こすと心筋はたちまち酸素不足になり狭心症や心筋梗塞を起こしてしまうことになりかねません。また、心不全傾向のある人は、心臓の仕事量が増すと心不全が悪化してしまうことがしばしばあります。したがって、寒い時にどうしても外に出なければならない時には、暖かいところで体のウオームアップをしてから、防寒を十分にして、そして外出するような習慣を身に付けるようにしましょう。
　夏も冬よりはましですが、心臓病の人にとってつらい時期と言えます。大量の発汗をすると血液が煮詰まったようにドロドロと流れるようになり、冠動脈に詰ると心筋梗塞になってしまいます。心臓病の人でなくても、夏のゴルフ場での急性心筋梗塞や脳梗塞の事故は脱水によることが多いと推測されます。
　また、心不全治療中の人は食塩と水の摂取量の調整に常日頃苦労しているわけですが、大量の発汗があると、ついつい水や食塩の補充を過剰にしてしまい心不全を悪化させてしまうことがあります。
　近年は空調の発達で以前よりは四季を通じて過ごしやすくなっていますが、心臓病で入院する患者さんは冬に圧倒的に多く、夏の後半にも小さなピークがあることには変りはありません。

## 2．喫　煙

　喫煙はあえて発がん性のことを除いて、心臓に対する影響だけを考えてみても良いところは何もありません。心臓血管系におい

ては、たばこに含まれるニコチンが交感神経末端からのノルアドレナリンなどの血管収縮物質の遊離を刺激して、血管を収縮させ、そのため血圧は上昇し、冠血流は減少します。虚血性心臓病の主だった危険因子の代表的なものです（図25-1）。

またたばこにはニコチン以外に体に悪い物質がたくさん含まれています。かつてイギリスの病院のなかに、喫煙をしている冠動脈疾患患者にたいしては、冠動脈手術はしないと宣言した病院もあります。たばこを吸っている当人だけではなく、受動喫煙でも冠動脈性心疾患発症のリスクを高めるとされています。末梢動脈に対しても悪影響を及ぼし、バージャー病と呼ばれる動脈の閉塞を来たす疾患の原因となり、下肢の切断などをせざるを得なくなる場合もあります。喫煙はとにかくやめるべきです。

喫煙習慣の本質はニコチンに対する依存症です。ニコチンに対する依存度を測るテストにファーガストロム・ニコチン依存度テストがあります（表25-1）。この依存度テストの点が7点以上では、

図25-1　一日の喫煙本数と狭心症・心筋梗塞罹患率との関係

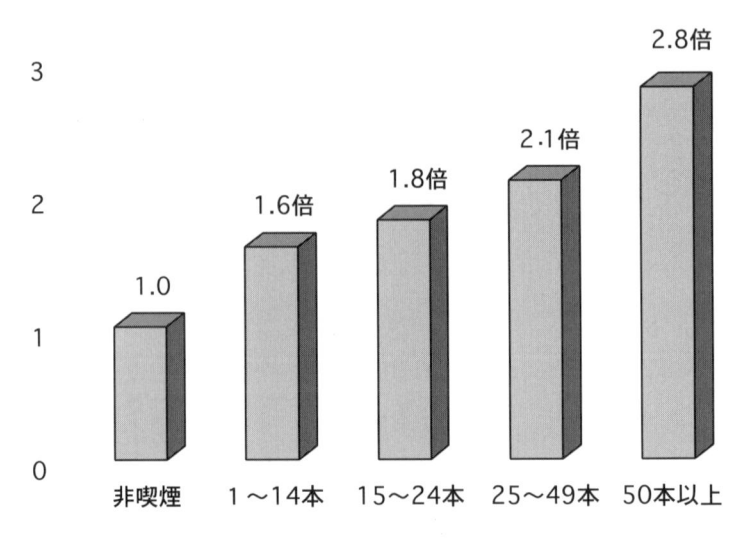

表25-1 ファーガストロム・ニコチン依存度テスト

## ニコチン依存度テスト
### (FTQ指数：Fagerstrom Tolerance Questionnaire)

| | 質問 | A | B | C |
|---|---|---|---|---|
| 1 | 起床してから何分後に最初の一服を吸いますか | | 30分以内 | 30分以降 |
| 2 | 禁煙車などで我慢するのに非常な努力が必要ですか | | はい | いいえ |
| 3 | 1日の中で一番タバコがおいしいのはいつですか | | 朝、最初の一服 | 決まっていない |
| 4 | 1日に何本吸いますか | 26本以上 | 25～16本 | 15本以下 |
| 5 | 1日のうちで午前中に多く吸いますか | | はい | いいえ |
| 6 | 1日中寝ているような病気の時でもタバコを吸いますか | | はい | いいえ |
| 7 | 吸っているタバコのニコチン量はどれくらいですか | 1.3mg以上 | 1.0～1.2mg | 0.9mg以下 |
| 8 | 深く吸い込む頻度はどのくらいですか | いつも | 時々 | めったに |

A→2点　B→1点　C→0点
あなたの合計点（　　）点

| ニコチン依存度 | | |
|---|---|---|
| 低い | 中位 | 高い |
| 0～3 | 4～6 | 7～11 |

依存度が非常に高いので離脱症状が強く出て禁煙しづらいと考えられています。現在はそのような場合に用いると症状を軽減できるニコチンガムやニコチンパッチもあります。いろいろな医療施設で禁煙指導が行なわれています。もしニコチン依存性が高い場合には、そのような所で指導を受けるのも良いでしょう。

## 3．アルコール

酒は百薬の長というので飲酒は望ましいものであると、お酒を飲む人は考えたがるものです。確かに心筋梗塞による死亡率はヨーロッパ、アメリカで高いのですが、フランスでは他の国に較べてやや低くなっています。この原因は、フランス人が赤ワイン

を好んで飲むためであり、したがって赤ワインをしっかり飲みなさいとフランスのワイン業界は盛んに煽っています。しかし、白ワインを主として生産するドイツからは白ワインでも心筋梗塞死は減少したとする報告が出ています。また、アメリカからの発表ですが、ウイスキーシングル2杯程度だと急性心筋梗塞の発症が飲まない人より少ないとするものです。

　しかし、それ以上であると心事故は増加するとなっています。幸いにして日本人の心筋梗塞発症は彼らに較べるとまだまだ少ないため、日本人の心筋梗塞でも同じことが言えるかどうかについてのしっかりした統計はありませんが、一応徳利一本とかビール一本程度のアルコールの飲用は、冠動脈疾患に限って云えば飲まないよりも発症が少ないことになっています。しかし、その量を超せば発症は増加していきます。この程度のアルコール飲用でとどまれる人は飲んでも差し支えないと思われますが、如何でしょうか？

　もう一つの問題としては、アルコールの飲み過ぎによるアルコール心筋症があります。また、日本に多い冠攣縮性狭心症の多くはアルコールで誘発されます。飲酒後酔っ払って狭心症の薬を服み忘れて寝てしまい、夜中に狭心症、心筋梗塞を起こした人が何人もいます。また、アルコールは心筋の収縮力を抑えるので、すでに心疾患のある人では、アルコールの飲み過ぎで心不全を生じて来ます。こうしてみると飲酒は少量をたしなむ程度にするべきであると言えるでしょう。（生活習慣病の項参照）

## 4．コーヒー

　日本の統計がないのでアメリカのデータを使うしかないのですが、報告によってはアメリカンコーヒーをマグカップで1日5－6杯飲む人では、飲まない人に比べて2－3倍の心筋梗塞の発症

を見たとするものがあります。しかし、8万5千人以上の健常女性を10年にわたって調査した同じくアメリカからの報告ではカフェイン入りコーヒーを1日6杯以上飲むグループでも、コーヒー摂取と虚血性心疾患との関係は示されなかったとされています。

しかし、コーヒーの多飲群では喫煙癖のある人が多いことも認められたとのことです。したがって、心筋梗塞死が女性より遥かに多い男性で同じ喫煙傾向があるのなら、コーヒーを飲むためではなく、同時に吸っているタバコによって虚血性心疾患を多くしている可能性もあります。また、コーヒーを多飲する人はストレスが多いとか、入れる砂糖が問題だとかの意見もありますが、コーヒーそのものは普通に飲んでいるかぎり問題はなさそうです。

## 5．体重計

体重計はいろいろな病気で役に立つので一家に一台はほしいものです。たとえば、肥満は狭心症、心筋梗塞などの虚血性心疾患の重要な危険因子の一つです。また、糖尿病も同様に重要な危険因子です。これらの人達は常に体重の調整に努める必要があります。高血圧症でも体重を下げるだけで血圧がかなり下がり、服む薬を減らせることがあります。

特に心不全の人では、むくみのあるなし、つまり心臓の調子を見るために、排便排尿をすませて、朝食をとる前に毎日体重を測る習慣をつける必要があります。急に0.5kgも体重が増えるようであれば心不全が悪化して体に水がたまってきている可能性があり、自分の体をより注意深く観察する必要がでてきます。特に、体重がじわじわと増え続けて行くようであれば、すぐに病院へ行ったほうがいいでしょう。

## 6．早起きは健康にいいか？

　早起きが健康にいいか？と聞かれることが時々ありますが、特に健康に良いということはないと思われます。特に冬の朝の寒さは避けなければならない心臓病の悪化要因です。
　また、高血圧症の人達の半数以上で早朝起床時に最も血圧が高くなっています。心臓の悪い人達は出来るだけ朝は布団の中でグズグズして、多少からだのウオームアップをしてから起き出しましょう。

## 7．布団の上げ下げ

　心臓病の内容・程度によりますが、かがみこんで重いものを持上げ、それを運ぶという労作は、力を出すことに加えて息をつめて行なうことを意味します。1枚や2枚の布団で心不全がたちどころに悪化するとも思えませんが、息をつめることによって肺の中の空気の圧力が高まります。その圧力で肺血管の中にある血液を急激に左心系に押出し、右心系からの血液が肺血管に押出されることを抑制して一過性ですが循環器動態の急激な変化を起こし心臓に負担をかけることになります。
　なるべくならば、毎日の布団の上げ下ろしをなくし、床から立上がる動作による心臓への負担の減少、また、長期的には介助の人の腰痛の予防もかねてベッドにしたほうがいいと思います。

## 8．入　浴

　熱いおふろに入ると、代謝が高まり心臓の仕事量がふえて、血圧が上がり脈が早く打ってドキドキするようになり、狭心症や不整脈を生じたりします。心不全の人では、どっぷりと湯に浸ると

水圧が体全体を圧すので、心臓に沢山の血液が戻ってくるようになり、また、胸とおなかに水圧がかかり息が十分に吸えなくなるため、心不全を悪化させてしまうことがあります。

腰湯とか、おなかのあたりまで入るとか、苦しくならない程度にお湯につかるようにしましょう。以前、お年よりの協力を得てテストした時に、40～41℃くらいのぬるいお湯に３分ぐらい入り、体を軽く洗う程度にして静かに出ると血圧も安定し、不整脈も出にくいことを観察しました。

これは、人によって多少違うでしょうが、風邪を引かない程度のぬるま湯に短時間入るのがいいようです。これではなかなかおふろに入った気はしないでしょうが、入らないよりはましでしょう。日本人はシャワー浴だけで済ます人は少ないようですが、心臓にとっては楽な方法と言えます。

## 9．サウナ

サウナに入ると体表の体温と体の中心の体温が同じになり、体じゅうの血管が開いて血行がよくなり、代謝がたかまります。心臓は沢山の血液を押出すことになり、仕事量が増えます。

サウナから出て冷たい水を浴びると急に血管が縮まって、血管抵抗がたかまるので心臓の仕事はさらに増えます。傷んだ心臓にとっては非常につらい状況になります。心臓病の人がサウナに入ることはお勧めできません。

## 10．居間は一階、寝室は二階

この内容は、日常生活での階段の昇降がどうかという問題です。階段を登ることは自分の体重だけの重さのものを２階まで運びあげることになるわけです。つまり心臓の仕事量から見れば、たい

らな所を歩くよりは、はるかに負担のかかるものです。心臓の負担、つまり仕事量が増えれば狭心症の発作が起きたり、心不全が悪化したりします。

　できれば一つのフロアーですべての生活が成り立つようにするのが望ましいのですが、やむをえず階段を使わざるをえないときは、一日の昇降回数をできるだけ減らし、登る時は途中で立ち止まるなどして息がはずまない程度の早さにするように気をつけましょう。つまり、単位時間当たりの運動量を少なくするようにするわけです。

## 11. 買い物にいきたい

　気分転換のために買い物にいくこと自体は特に問題はありません。ただ、長時間になったり、重いものを持って帰るなどは感心しません。また、インフルエンザが流行している時などは感染をすると簡単に心不全を誘発してしまう人もいて命取りになることがあります。

　その様な季節には人込みの所に出るのを控えた方が無難でしょう。

## 12. 庭の手入れ

　心臓病にもいろいろの種類と程度がありますから、一概には言えませんが、一般的には重いものを持たないこと、しゃがみ込んでする仕事をしないこと、高いところに登らないといったことかと思われます。

　重い石や重い植木鉢を持上げたりすると心臓の仕事量を増大させることになり心不全を悪化させたり、狭心症を生じたりします。かがみこんでの芝生の雑草とりは息をつめてすることになり、血

液の循環に影響を与え、延いては心臓にも影響を与えます。

　また、頸動脈に動脈硬化のある人では、上を向くと頸動脈に対する刺激で脈が遅くなる人がいて、失神したりすることがあります。はしごの上で、上を向いて木の枝を払っていたら、めまいがして転落して怪我をした人があります。バケツではなくホースを用いての水やり、盆栽の剪定、あるいは鉢植の草花の手入れなどは問題はないと思われます。

## 13. 寒中水泳をしたい

　とんでもない話です。心臓が悪くない人にとっても百害あって一利なしです。寒さに対する反応で血管は急に収縮し、血圧は急上昇します。脈拍数は、その反射で減少します。その血行動態の変化について行けない人は、危険な不整脈を生じたり、急性心筋梗塞、脳出血をおこして急死する可能性があります。似たような状況としては、暑い部屋から、寒い屋外へ防寒具なしに急に飛出すのも心臓にはよくありません。

## 14. 心臓病と散歩

　心臓の仕事量をあまり増加させることは、よくありませんが、僅かな負荷をかけて心臓を酸素不足にしたほうが冠状動脈の側副血行路の発達を促すとされています。また、骨格筋を使わない状態におくと、すぐに筋肉の酸素利用能が低下して、心臓の負担を増すことになります。

　したがって、僅かに体に負荷をかけていたほうが心臓には良いようです。あまり上り下りのない道をゆっくりと散歩することをおすすめします。しかし、心不全を繰り返す患者さんで、心機能にゆとりのない人では、わずかに動くとすぐに心不全を起し、救

急へ駆込む時には酷い状態になっている人もいて、この様な場合には散歩は体にとって決して良いものとは考えられません。

　ゲーテは寒い気候の時には常にマスクをして散歩をしたと云われますが、わが国の冬もかなり寒くなるので、狭心症や心機能の低下した人たちは散歩の際にはマスクをして冷たく乾燥した空気をじかに吸い込まなくした方がいいと思われます。

## 15. 山に登りたい

　たとえば、スイスのアルプスで登山電車で急に3000メートルをこす所に登って、そこでふつうに歩いたりすると、高齢でもない私でさえ、何となく動悸と息苦しさを感じます。気圧が低く、酸素も薄いため、心臓にも負担がかかっているためです。山には坂道がつきものです。

　以前に出されたデータでちょっとおおげさのようですが30cmの階段を一段登ることは40mの平地歩行に匹敵する仕事量であると報告されたことがあります。つまり一段登ると一瞬のうちに40m走ったようなことになります。実際はそれほどではなくとも、山登りが心臓に相当な負担をかけるのは事実です。また、山の上で心臓病が悪化しても付近には適切な治療をしてくれる施設がないのが普通です。

　心臓病の人は、自力で登らなくても、高い山には登らないようにするほうが安全です。どうしても山の上に行きたい時は、車やケーブルカーなどで登り、なるべく平らな所だけをゆっくりと散策するだけに留めましょう。

## 16. 車と電車

　心臓病の人が旅行をするのに自動車と列車とどちらが良いかと

質問されることがあります。これは、病状、旅行先までの距離、道路事情、駅の階段の状況、荷物の量などで変るので、一概に何とも言えません。一般的には、乗車している状態だけから言えば、自動車の場合は視点が低いだけスピード感があり、また、列車よりもブレーキをかけて速度の変化をさせることが多いため、知らず知らずのうちに足を突っ張るなど緊張しており、汽車、電車に較べて疲労する度合いが高いとされます。

しかし、駅の階段で非常に落差の大きい所でエスカレーターやエレベーターのない所もあり、それも心臓の負担になります。荷物の運搬の点からは車のほうが楽です。これらの状況をよく調べてからだに楽な方を選ぶようにしましょう。

## 17. 海外旅行

たいていは飛行機による旅になると思われます。1万メートル以上の高度を飛ぶので、飛行機の内圧を地表の80％ぐらいに下げて飛行機が破裂しないようにしているそうです。飛行機の室内の空気の酸素の濃度は地表の80％となり、希薄になっています。しかし、機内では皆じっとしているので、酸素が多少薄くても問題ありません。

長時間の飛行の後では機内の湿度は極端に下がり20％ぐらいになってしまうそうです。血液が濃縮して血栓を作りやすくならないように水分補給に気を付けなければなりません。

飛行機による旅行で狭心症とか心筋梗塞などの発作が一番起きやすいのは、到着して税関でチェックを受ける時と言われます。またエコノミークラス症候群といわれる肺血栓塞栓症も同じようなタイミングで生じることが知られています。

長い旅での安静、脱水、疲労、重い荷物を持ち歩くこと、通関時の緊張などがその原因と思われます。飛行機が到着しても"急

いで税関を通過しなければ"などと考えず、最後でいいからとゆったりと構えるのが心臓発作の予防になると思われます。また、心疾患のある人は荷物がおもくならないように、おみやげなどはなるべく買わないようにしましょう。

　旅行そのもののスケジュールは、時間的な余裕を十分に持たせ、つい増えがちの食塩やアルコールの摂取の気をつけて、十分な休養、睡眠を取りつつ旅行をすれば、国内に居るのと大差のない状態で旅行を楽しめると思います。そうした意味では、1都市に1日と云ったような、いわゆるパック旅行は自分にあった行動をとることが難しいかもしれません。

## 18. 歯科と心臓病

　口の中にはかならず常在菌がいるので、抜歯など口腔粘膜を傷つけ、出血を伴う歯科的処置をすると、血液の中に必ずその細菌が入ってしまいます。先天性の心奇型や先天性あるいは後天性の弁膜症などでは心臓の内側の内膜が荒れていたりして、そこに細菌がくっついて増殖し心内膜炎を起こす危険性があります。そうなると、敗血症になったり、抗生物質では十分にコントロールできずに心臓の手術をしなければならなくなったりします。

　このような心臓病を持った人が歯科的処置を受ける時には歯科医にどんな処置をするのかよく聞いて、自分の心臓病はその場合大丈夫なのかを確かめるべきです。具体的には医師と歯科医師が術前に十分に連絡を取合い、抜歯の前から後にかけて、抗生物質を使って血液中の細菌を殺して感染を予防するようにすることが原則です。

　人工弁置換術後などで抗凝固療法あるいは血小板凝集抑制などの、血液を固まりにくくするような治療をしているときに、抜歯などをすると止血に困難を来します。抜歯などの出血を伴う処置

の際には予めこれらの治療を調整する必要があります。この場合にも医師と歯科医師の間で十分に情報の交換が必要になります。

## 19. 人間ドックではどんな心臓病が見つかるか

　人間ドックでは普通循環器関係の検査としては胸部エックス線写真、心電図（負荷心電図を含む）場合によっては心エコー図の記録をします。胸部エックス線写真での循環器系の情報としては心臓の形、大血管の形および肺血管の形の異常、心電図ではいつも心電図に現れているような心肥大、不整脈、心筋の病気、虚血性心疾患などが示されます。運動負荷心電図では、安静時には心電図変化がなくても、運動によって心臓の仕事量がふえると相対的に酸素不足を生じて来る場合に心電図変化が生じてきて診断がつくことがあります。

　心臓の内部構造の異常、血流の状態についても心エコー図によりほとんど明瞭となります。しかし、ドックで大丈夫と言われ、病院を出たとたんに急性心筋梗塞になったなどの話が伝わっています。これは、心筋梗塞の項でも述べますが、慢性的な所見は分っても、急に冠動脈内に血栓が詰ってしまうといった急性の変化の把握は残念ながら出来ません。

　この他には、たまたま腹部エコーで腹部大動脈瘤が見つかることもあります。

　採血による検査では冠動脈疾患の危険因子である糖尿病や高脂血症などが分り、これらの治療をしていくことにより将来の病気の出現を遅らせたり、程度を軽くしたりすることができると期待されます。

## 20. 脱水と心臓病

　何等かの原因で水が飲めなかったり、あるいは過度の飲酒をした後などに著明な脱水を生じることがあります。その様な時に心房細動という不整脈になってしまうことがあります。
　また、脱水が著明であると血液がドロドロとして固まりやすくなり脳血栓・塞栓を起こしやすくなったりします。常日頃、適当な水分をとるようにすることが大切です。しかし、心不全のある人では飲水制限があるので、どの程度の飲水が適当であるのかを担当医に確かめておくことが必要です。

## 21. 心臓病と納豆

　納豆にはビタミンKが含まれています。人工弁置換を受けた方などではワーファリンという薬で血液凝固に必要なプロトロンビンという蛋白質を減少させて、人工弁のところで血液が固まって弁が機能不全にならないように治療します。肝臓はビタミンKによってプロトロンビンを産生するので、ビタミンKはワルファリンの作用を減弱してしまいます。
　したがって、ワルファリンを用いている患者さんにとっては納豆製品は適当な食品であるとは言えません。
　しかし、戦前などには日本人は現在よりも納豆を沢山食べたと思いますが、昔のほうが現在より心筋梗塞などが多かったということはありません。また、現在のところ、納豆が心臓に良いのか、あるいは悪いのかについての信頼しうる研究はありません。結局のところ、ワルファリンを服用している患者さんを除けば少量の納豆を食べても問題はないと思われます。

## 22. 漢方・生薬と心臓

　有名なのはガマの背中から出る"あぶら"からとれるセンソが西洋薬のジギタリスによく似た構造をしていて、似たような作用を持っていることです。したがって、センソを使って心臓病の治療をしてもいい訳ですが、問題は、全てのガマから同じ強さの薬が採れるわけではない点です。
　ジギタリスの場合には合成された純粋な薬を使い、血中濃度を測定しながら用いるので、患者さんに合った適切な用量を決めることができます。ほかには、石垣島の事件で有名になったトリカブトがあります。これからはアコニチンという物質が採れますがこれは心臓毒で、心臓の中での刺激の伝導を抑えてしまいます。
　心電図で確かめないとその毒作用によって一見不整脈が治ったかのような印象を与えることがあり、心臓によいとして漢方薬に含まれていることがあります。これは、とても薬とはいえないものです。
　高血圧に関連するものとしては甘草があります。この薬は漢方薬の多くのものに含まれています。発症する人は多くはありませんが、甘草によって血清カリウムが腎臓から大量排泄され低カリウム血症になり、血圧が250などに上がってしまう人達がいます。服薬を止めれば元の血圧に戻ります。
　このように漢方であれば安全であるということはできず、他の薬と同様に慎重に使いましょう。

## 23. かぜ薬と心臓の薬の服み合わせ

　患者さんの中には総合感冒薬を飲むことを気にする人がいますが、気にしなくても大丈夫です。激しい咳をすると、胸の中の圧

が急に上昇して心臓に負担をかけるので、なるべく早くかぜ薬や咳どめをのんだほうがいいでしょう。

　ただ、人工弁置換術後でワルファリン治療を受けている人では、抗生物質を使うと、消化管内の常在菌などが激減して細菌群が変化するため、腸管でのビタミンKの産生が減り、ワルファリンの作用が強まり、出血傾向が出ることがあるので、なるべく抗生物質を使わずに治すようにします。また、のどが痛い時に消炎鎮痛薬を使うとワルファリンの作用を増強することがあるので、これも気をつけましょう。

# 和　文　索　引

## あ

アコニチン　205
アスピリン　55, 90, 121, 148, 182
アミオダロン　120
アミノグルコシド系の抗生物質　130
アルコール　117, 193
アルコール心筋症　194
アルファ交感神経受容体遮断薬　78, 181
アルファ・ベータ遮断薬　181
アンジオテンシン変換酵素阻害薬
77, 101, 119, 172, 179
アンジオテンシンⅡ受容体拮抗薬
78, 101, 119, 172, 179
赤ワイン　193
朝の血圧　27
悪性リンパ腫　133
悪性黒色腫　133
悪性腫瘍　125
甘草　205
圧受容体　51

## い

インフルエンザウイルス　122
異型狭心症　84
遺伝傾向　84
息切れ　46, 164
一次孔欠損　112
一般的療法　76
飲水制限　49, 170
飲酒　189

## う

ウイルス　125
ウイルスの抗体価　123
ウエンケバッハ・タイプ　58
うっ血性心不全　45, 48, 160, 161
右心室　14, 15
右心室圧　168
右心房　14, 15

右脚ブロック　60
植込み型除細動器　46, 61, 65, 68, 71, 120
植込み式人工ペースメーカー　131
運動あるいは薬物負荷心電図　34
運動耐容能　184
運動負荷心電図　88

## え

エアロビックダンス　184
エコーウイルス　122
エコノミークラス症候群　147
エックス線映画　39

## お

オスラー結節　128
黄色ブドウ球菌　130

## か

カテーテル・アブレーション　56, 57, 65
カテコラミン　123, 172
カラードプラー法　36, 106
カリウム　176
カリウムの濃度　34
カルシウム拮抗薬　77, 89, 117, 177
解離性大動脈瘤　34, 36, 48, 72, 125,
136, 140, 152
解離性大動脈瘤の病型分類　140
家庭用血圧計　27
拡張型心筋症　118, 122, 163
拡張型心筋症の死因　120
拡張型心筋症の予後　120
拡張期　14, 15
拡張期血圧　25
完全房室ブロック　51, 123
関節リウマチ　125
肝機能　168
肝臓病　49
肝臓腫大　165
肝臓の腫脹　50

冠静脈　16
冠動脈　16, 72
冠動脈の痙攣　86, 191
冠動脈造影　88, 100
冠動脈造影法　38
冠動脈壁のエコー　36
冠攣縮性狭心症　84, 89
感情　67
感染性心内膜炎　44, 106, 112, 128
感染性心筋炎　122
還元ヘモグロビン　50
眼底出血　29, 72

### き

キツネノテブクロ　171, 175
起坐呼吸　160
起立性低血圧　24
気絶心筋　99, 100
気道の確保　155
機械弁あるいは生体弁置換術後　128
喫煙　84, 189, 191
救急救命士　65
狭窄症　16, 163
狭心症　34, 46
狭心症の痛み　48
狭心症の症状　83
狭心症の症状が現れる部位　85
虚血　34
虚血性心疾患　72
強心薬　179
胸水　31, 165
胸痛　97
胸部エックス線写真　14, 30, 165
胸部エックス線CT　42
急性冠症候群　84, 93, 151
急性右心不全　160
急性左心不全　160, 164
急性心筋炎　122, 123
急性心筋炎の初発症状　122
急性心筋梗塞　44, 147, 149, 154, 163

急性心筋梗塞の心電図　96
急性心不全　160
急性肺梗塞　160
強心薬　175
金属探知機　70
筋肉疾患　164
筋肉の酸素利用能　170, 184
筋肉の酸素利用能低下　199

### く

クラミジア　122
グレープフルーツジュース　177
グロブリン療法　124

### け

経皮経静脈僧帽弁裂開術　104
経皮的心肺補助　124
携帯電話　70
頚静脈の怒張　165
頚動脈洞のマッサージ　58
頚動脈の拍動　37
劇性型心筋炎　122, 123
血圧　25, 27
血圧の単位　25
血圧の治療目標値　26
血圧の計り方　28
血液ガス測定　166
血液凝固系の検査　44
血液循環　24
血液培養　44, 130
血管拡張薬　171, 177
血管作動性　72
血管抵抗　25
血管抵抗の増大　72
血管平滑筋　23
血小板凝集抑制　202
血小板凝集抑制薬　90, 144
血色素量　44
血清カリウム　205
血清酵素　44

索引

血清生化学的検査　44
血栓　54
血栓溶解薬　100, 144
血栓溶解療法　100
血糖値　77
血流ジェット　128
血流の状態　36
血流量　25
結核　125
劇症型の心筋炎　50
虚血性心疾患　72
腱索　15

こ

コーヒー　194
コクサッキーBウイルス　122
コロトコフ音法　27
呼吸困難発作　72
口腔内の操作　128
甲状腺機能異常　168
甲状腺機能亢進症　45, 54
甲状腺機能低下症　49, 125
交感神経の緊張　25
交感神経受容体遮断薬　180
好酸球増多症候群　132
抗ウイルス療法　124
抗血小板凝集薬　101
抗凝固療法　202
抗凝固薬　144
抗生物質　206
抗不整脈薬　58, 62, 117, 183
高カリウム血症　34
高血圧　84
高血圧患者のリスクの層別化　75, 76
高血圧症　163
高血圧の原因　75
高血圧の診断　75
高血圧の治療薬　79
高血圧治療の基準　73
高血圧の定義　73

高山病　147
高脂血症　29, 84
高尿酸血症　77
高齢者の登山　146
膠原病　122, 125, 164
骨盤腔内の操作　128
骨肉腫　133

さ

サルコイドーシス　122
サウナ　197
左脚ブロック　60
最高血圧　14, 25
最低血圧　25
細小静脈　22
細小動脈　22
左室駆出率　162
左室造影　98
左心室　13, 14, 15
左心不全　97
左心房　14
左心房圧　163, 168
左心房内の血栓　104
寒さ　190
三尖弁　15
三尖弁閉鎖不全症　103, 109
三尖弁輪縫縮術　109
三段脈　63
酸化ヘモグロビン　49
酸素濃度　38

し

ジギタリス　55, 119, 175
ジギタリスの中毒　176
ジョギング　146
シロスタゾール　183
12誘導心電図　34
刺激発生異常　53
刺激伝導系　16, 164
刺激伝導異常　53

—209—

歯科的処置　202
失神　51
自転車エルゴメーター　35
自動血圧計　27
自動電気的除細動装置　65
自律神経と不整脈　67
磁気共鳴法　42, 70
集中治療室　100
静脈　22
静脈圧　168
静脈系　24
静脈血　22, 23
静脈瘤　142
収縮　15
収縮期　15
収縮期血圧　14, 25
収縮期雑音　111
収縮性心膜炎　125, 127
小循環　22
消炎鎮痛薬　206
硝酸薬　89, 178
食塩　72
食塩制限　49, 170
食塩の摂取量　77
食塩摂取の制限　76
食道から心エコー図　36
食欲低下　50, 164
女性乳房　176
徐脈性の不整脈　51
徐脈頻脈症候群　66, 68
上行大動脈　22
上室性期外収縮　53
粥状硬化巣　151
粥腫　93
重症不整脈　154
春夏秋冬　190
心エコー図　36, 123
心カテーテル法　38
心タンポナーデ　125, 127
心音図　37

心外膜炎　124
心機図　37
心筋炎　122
心筋シンチグラフィー　88, 123
心筋の代謝　44
心筋梗塞　34, 36, 46, 84, 95, 125, 181
心筋梗塞の危険因子　151
心筋症　36, 115
心筋の肥大　72
心血管造影法　38
心血管病の危険因子　75
心腔内血栓　37
心腔内心電図　34
心尖部肥大型心筋症　115
心尖拍動　37
心拍数　28
心拍数のコントロール　55
心拡大　14
心機能　166
心仕事量　86, 170
心室性期外収縮　61
心室筋のストレス　34
心室細動　61, 63, 64, 71, 100, 148
心室粗動　71
心室中隔欠損症　111, 164
心室の興奮　16
心室の電気的興奮　33
心室頻拍　63, 100
心臓マッサージ　156
心臓移植　121
心臓腫瘍　36, 133
心臓性突然死　65, 145
心臓神経症　157
心臓の予備力　159
心電図　16, 32, 165
心電図モニター　35, 53
心肺蘇生　148, 154
心肺補助循環装置　123
心内圧カーブ　41
心内膜　19

索引

心内膜炎　44, 128, 131
心内膜床欠損症　112
心不全　106, 119, 159
心不全の原因となる疾患　162
心不全予防の原則　173
心不全の治療　168
心不全の重症度からみた治療指針　169
心不全の定義　159
心不全の分類　160
心囊　21
心肥大　14, 34, 36
心房細動　53, 54, 104, 106
心房中隔欠損症　60, 112, 164
心房粗動　56
心房の興奮　16
心膜　21
心膜液　21
心膜液貯留　125, 166
心膜炎　36, 48, 124, 163
真菌　122
人工ペースメーカー　43, 46, 60, 66, 68, 117
人工ペースメーカーの植込み　173
人工血管　138
人工呼吸　155
人工弁　107, 128
人工弁置換　106, 109, 181, 204
腎機能　168
腎機能障害　72
腎臓癌　133
腎臓病　49
腎不全　29, 125

**す**

ステント挿入　141
ストレス　151
スピロノラクトン　176
スワン・ガンツ　カテーテル　168
水銀血圧計　28
水分の貯留　164

**せ**

セルジンガー法　39
生活習慣　84
生活習慣病　151
生活習慣病の定義　185
成人における血圧の分類　74
成人病　185
正常血圧　26
青色症　49
静的な運動　184
赤血球数　44
先天性心疾患　36, 54, 163
洗濯機　70
蟾酥(せんそ)　175, 205
全身性エリテマトーデス　125, 132
前立腺肥大　181

**そ**

早期興奮症候群　65
僧帽弁　15
僧帽弁逸脱　105
僧帽弁狭窄症　102, 163
僧帽弁閉鎖不全症　105, 163

**た**

代謝疾患　164
体液量　72
体外式人工ペースメーカー　124
体重　45
体重計　171, 195
体循環　22
大循環　22
大静脈　22
大動脈弓部　22
大動脈内バルーンパンピング　100, 124, 173
大動脈弁　15
大動脈弁逸脱　108
大動脈弁狭窄症　107
大動脈弁閉鎖不全症　108, 164
大動脈瘤　30, 135

大動脈瘤の手術　138
大伏在静脈　93
第1度の房室ブロック　58
第2度の房室ブロック　58
第3度の房室ブロック　59
立ちくらみ　81
脱水　54, 204
単純ヘルペスウイルス　122
断層心エコー図　36

### ち

チアノーゼ　49
チクロピジン　55
チトクロームP450　177
中国ハリ　70
長時間記録心電図　34, 35, 53
長時間血圧　27
長時間作用の硝酸薬　178
腸球菌　130
超音波　36

### つ

痛風　176

### て

低カリウム血症　205
低血圧　81
低周波治療器　70
低負荷ストレッチング　184
電子レンジ　70
電気ショック　55
電気ドリル　70
電気メス　70
電気除細動器　70
電気製品の漏電　70
電気生理学的検査　36
電気的興奮の回転　57
電気的除細動　55, 64, 148
電磁干渉　69
電磁調理器　70

### と

ドーパミン　172
ドブタミン　172
トリカブト　205
トレッドミル負荷　35
トロポニン　98
糖尿病　29, 84, 85, 176
洞機能異常症候群　66, 68
洞結節　16
動悸　45, 52, 164
動的な運動　184
動脈管開存症　113
動脈血　22, 23
動脈血ガス測定　166
動脈硬化　30, 72
動脈硬化性の心臓病　54
導電布　70
突然死　64, 71, 142, 146
突然死の定義　145
突然死の予防　145

### な

ナトリウム　176
内臓脂肪　187
納豆　182, 204

### に

ニコチン　192
ニコチンガム　193
ニコチンパッチ　193
ニトログリセリン　24, 89, 178
二次性高血圧　75
二次性高血圧の原因疾患　74
二次孔欠損　112
二段脈　63
入浴　196
乳頭筋　15
乳癌　133
尿量の減少　164

索引

尿量の測定　167
人間ドック　203

**ね**

粘液腫　133

**の**

ノルアドレナリン　172
のぼせ感　178
脳梗塞　29, 72
脳心血管イベントの好発時間帯　150
脳出血　29, 72
脳水腫　147
脳塞栓　54
脳卒中　149
囊状動脈瘤　136, 140

**は**

バージャー病　192
パルスジェネレーター　68
バンコマイシン　130
肺うっ血　165
肺うっ血像　97
肺癌　133
肺血栓塞栓症　142, 163, 181
肺血流シンチグラム　143
肺高血圧　143
肺梗塞　48, 181
肺梗塞症　142
肺静脈　22
肺循環　22
肺水腫　147
肺動脈　14, 22
肺動脈圧　168
肺動脈血栓塞栓症　147
肺動脈弁狭窄症　110
排尿　51
白衣高血圧　73
白血球　44
白血球数　98

拍動性の頭痛　178
抜歯　181, 202
早起き　196
反回神経　138

**ひ**

ビタミンK　182, 204, 206
皮下脂肪　187
非閉塞性肥大型心筋症　115
肥大型心筋症　115, 163
肥満　84, 187
肥満症　188
貧血　46, 168
頻拍　54, 123
頻拍発作　65

**ふ**

ファーガストロム・ニコチン依存度テスト 192
ファロー四徴症　114
プラーク　93, 151
フロセミド　176
プロスタグランジン系の薬　181
プロトロンビン　182, 204
不完全右脚ブロック　60
不整脈　34, 45, 52
不定愁訴　81
浮腫　163
腹水　161
腹部大動脈　22
腹部膨満感　50

**へ**

ペースメーカー植込み　36
ペースメーカー細胞　16
ベータ交感神経受容体遮断薬　77, 89,
　101, 119, 172,180
ペニシリン系の抗生物質　130
ベータ遮断薬　117,119
閉塞型肥大型心筋症　115
閉鎖不全症　16, 110, 163

扁桃腺摘除術　128
弁膜症　36, 54, 163

## ほ

ボタロー管開存症　113
ボディー・マス・インデックス　187
ホルター心電計　53, 87
ホルター心電図　34, 35
ポジトロン・エミッション・CT　44
放射性同位元素　44
発作性上室頻拍　57
房室ブロック　58
紡錘状動脈瘤　135, 139
膀胱括約筋　181
本態性高血圧　75

## ま

マスター二階段テスト　35
末梢血酸素飽和度　167
慢性心筋炎　122
慢性心不全　160

## み

ミオシン軽鎖　98
脈圧　25

## む

むくみ　48, 164
無症候性心筋虚血　85
無症候性心筋梗塞　95
胸の痛み　46

## め

めまい　50, 81
免疫抑制療法　124

## も

モービッツ2型　58
毛細血管　22

## や

夜間呼吸困難発作　160, 163

## ゆ

右脚ブロック　60
有酸素運動　189
疣贅(ゆうぜい)　129

## よ

溶連菌　131

## ら

ラジオアイソトープ　44

## り

リウマチ性心内膜炎　131
リウマチ熱　108, 125, 131
リケッチア　122
リハビリテーション　184
リニアモーターカー　70
リンパ液　48
利尿降圧薬　77
利尿薬　119, 171, 176
緑色野菜　182
緑色連鎖球菌　130
緑内障　179

## れ

冷蔵庫　70

## ろ

労作性狭心症　84

## わ

ワルファリン　55, 121, 181, 206

# 欧文索引

## A

ACE阻害薬（アンジオテンシン変換酵素阻害薬） 77, 119, 172
AED(自動電気的除細動装置) 65
ARB(アンギオテンシンⅡ受容体拮抗薬) 78, 119, 172
A群溶血性連鎖球菌感染 131

## B

BMI 187
BNP 168
Brugada型心電図 61

## C

CCU 100
CCU症候群 100
CPK 98
CPK－MB 98
CRP 98

## G

GOT 98

## I

IABP 124
ICD(植込み型の除細動器) 65, 71

## L

L－G－L症候群 65

## M

MRI 42, 70

## P

PCPS 124
PR時間 58
PTCA 91
PTMC(経皮経静脈僧帽弁裂開術) 104

P波 16, 32

## Q

QRS波 16, 33

## S

ST部分 33

## T

T波 33

## U

U波 34

## W

W－P－W症候群 65

著者略歴　赤塚　宣治（あかつか・のぶはる）

1938年　東京市生まれ（1938年当時は市）
1964年　東京大学医学部卒業
1964年　聖路加国際病院にてインターン
1965年　東京大学大学院・東京大学第1内科
1937年　米国ウエスト・バージニア大学生理学・生物物理学教室
1984年　東京大学付属病院中央検査部講師
1988年　国立病院医療センター循環器科医長
1993年　国立国際医療センター第一専門外来部長
2000年　国立国際医療センター第一病棟部長
2001年　内閣技官併任
現在に至る
筑波大学臨床教授、東邦大学客員講師、国立看護大学校非常勤講師を兼任

---

## まるごと一冊　心臓の本

定価1,500円(本体1,429円＋税5％)

2004年3月31日　第1版第1刷発行

著　者　赤塚　宣治
発行人　今村栄太郎
発行所　株式会社日本プランニングセンター
　　　　〒271-0066　松戸市吉井町6－10
　　　　電話 047-361-5141（代）　FAX 047-361-0931
　　　　e-mail：jpc@jpci.jp　URL：http://www.jpci.jp

印刷・製本　三美印刷（株）

ISBN4-931197-66-3 C2047 ¥1429E

## 日本プランニングセンターの関連発行図書案内

| | |
|---|---|
| 虎の門病院消化器科部長　熊田博光　著<br>**まるごと一冊　肝臓の本**<br>四六判／252頁／本体1,429円 | 肝臓病の診療に最も定評のある虎の門病院の、肝臓病の最高責任者が、最新治癒データをフルに開示して書き下ろした本。肝臓のしくみと働き、種々の検査、主な病気をていねいに解説し、特にウイルス性肝炎と肝がんについては、診断から治療までを詳述している。 |
| 名古屋市立大学教授　真辺忠夫　著<br>**まるごと一冊　膵臓の本**<br>四六判／256頁／本体1,500円 | 膵臓のしくみから膵臓の働き、膵臓の疾患、それらに対する治療法までを網羅した、膵臓の全てがこれ一冊で理解できる本。膵臓に関する臨床医学の第一人者が、豊富なイラスト、グラフに至るまで、全て書き下ろした、一般人に最適な解説書。 |
| 島根医科大学教授　小林祥泰　著<br>**まるごと一冊　脳の本**<br>四六判／210頁／本体1,456円 | 21世紀は脳の研究が解明される時代と言われている。本書は、現時点の最新かつ最高の脳の臨床医学の状況を、一般人や在宅療養者・家族にも理解出来るように書き下ろした。脳の形態と機能、神経伝達の仕組み、脳の画像診断法から、脳の病気とその治療法、脳の病気Q&A、などについて解説。 |
| 「週刊朝日」医療取材班編著<br>**まるごと一冊　漢方薬の本**<br>B5判／290頁／本体2,000円 | 大反響の「週刊朝日」増刊号（既刊九冊）をこの一冊に集約。がん、生活習慣病。女性疾患等、現代人を悩ます様々な病気に威力を発揮する漢方による治療の成功実例を、わかりやすく解説した、全医療界注目の決定版。用語や処方、生薬集も詳しく掲載。最新全国漢方治療医リスト付き。 |
| 元・国立国際医療センターAIDS専門官<br>青木眞著<br>**まるごと一冊　エイズの本**<br>四六判／273頁／本体1,456円 | 著者は、アメリカでのエイズ診療の経験を生かし、国立国際医療センターで、専門官としてエイズ医療に取り組んだ。本書は、エイズ診療の最先端を歩む著者が、エイズの基礎知識から、カウンセリング・最新治療・感染防止対策に至るまでを、分かりやすく述べている。 |
| 井上眼科病院理事長　井上治郎　著<br>**眼の成人病**<br>四六判／224頁／本体1,456円 | 老眼、白内障、緑内障、飛蚊症、網膜剥離、黄斑変性症、高血圧や動脈硬化による眼底変化、糖尿病性網膜症、眼に出る症状と病気、以上の10章にわたって、インフォームド・コンセント（十分な説明に基づく同意）の懇切丁寧な解説集。 |
| 元・三井記念病院副院長　清瀬闊　著<br>**健康検査数値の見方**<br>四六判／284頁／本体1,500円 | 動脈硬化の原因物質としてのコレステロールから、GOT、クレアチニン、ウロビリノーゲンなどの検査について一般人のためにやさしく解説した。50検査項目にわたり、その意味や数値の受け止め方を教えてくれる、自分のからだの健康管理のための入門書。 |